やってる？
歯の移植・再植

成功への近道

編集委員 **塚原宏泰**（東京都・塚原デンタルクリニック） **新井俊樹**（東京都・新井歯科医院）

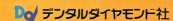

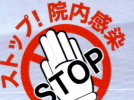 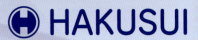

感染予防

チャンバーは22ℓの大容量！

クラスBオートクレーブ リサ22L

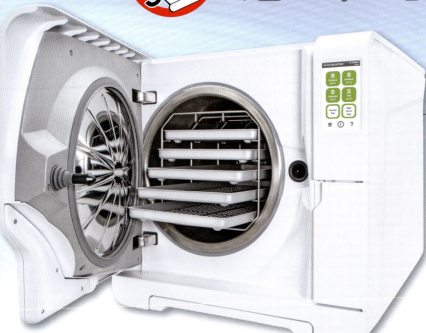

エコドライプラス機能
被滅菌物の重量に応じて乾燥時間を自動的に調節

22ℓの大容量チャンバー
チャンバーサイズは従来機種より30％アップ
しかも滅菌時間は約31分（2Kgの被滅菌物の場合）

ファストサイクル機能
緊急時の滅菌に対応
（未包装のハンドピース0.6kgまで）

EN規格適合
小型オートクレーブに関するEN規格
『EN13060』に適合

充実機能のクラスBオートクレーブ リサ

22ℓの大容量チャンバー
エコドライプラス機能
ファストサイクル機能搭載

医療機器認証番号 22BALBZX00008000,22100BZX01084000 管理医療機器 特定保守管理医療機器

500ℓ/分の循環水量による強力な洗浄力！

ミーレ ジェットウォッシャー

洗浄力
循環水量500ℓ/分と様々なモニタリング
機能による確実な洗浄

充実の標準装備
軟水化装置、DOSモジュールを標準で内蔵装備

ハンドピース内部の洗浄・水分除去
PG8581：ハンドピース内部の洗浄と余熱乾燥機能
PG8591：ハンドピース内部の洗浄とホットエアーによる強制乾燥機能

ISO規格適合
ウォッシャーディスインフェクターに関するISO規格
『ISO15883/1』『ISO15883/2』に適合

ミーレジェットウォッシャーは3タイプ

 PG8591 大容量タイプ ドライプラス（ホットエアー乾燥機能）

 PG8581 大容量タイプ エコドライ（余熱乾燥機能）

 G7831 省スペースタイプ

製造販売届出番号 14B2X10032000016,14B2X10032000017,13B2X10032000010 一般医療機器

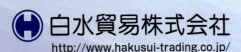

白水貿易株式会社
http://www.hakusui-trading.co.jp/

〒064-0824 札幌市中央区北4条西20丁目2番1号 Nord 420BLD1F ☎(011)616-5814
〒101-0052 東京都千代田区神田小川町1-11 千代田小川町クロスタ12F ☎(03)5217-4618
〒464-0075 名古屋市千種区内山3-10-17 今池セントラルビル2F ☎(052)733-1877
〒532-0033 大阪市淀川区新高1丁目1番15号 ☎(06)6396-4400
〒812-0013 福岡市博多区博多駅東2-18-30八重洲博多ビル5F ☎(092)432-4618

刊行にあたって

　本増刊号は、「歯の移植・再植」をこれから始めようと考えている方のための入門書として編集、執筆しました。「歯の移植・再植」は、インプラント治療の対極にある治療法ではなく、あくまで患者を総合的に診断し、診療する観点から、必要な治療オプションとして位置づけています。

　「歯の移植・再植」は初心者向けの症例から難易度の高い症例まで幅広く応用できますが、経験もなく、いきなり難易度の高い症例を手がけてしまったらどうなるでしょうか？　おそらく、その患者は経過不良に陥り、担当医は患者の対応に追われ疲弊し、もう二度と「歯の移植・再植」は行わないでしょう。それは非常にもったいないことです。患者を生活者として捉え、口腔内にとどまらず、その方の将来について本人と十分に意見交換を行い、総合的に診断して治療に携わる。道はひとつではありません。そのように患者の治療計画を考えているときに「歯の移植・再植」をひとつの道として俎上にのせることをお勧めします。

　また、「どのような症例から始めればよいのでしょうか？」「いまの自分の実力には少しだけ難しい症例にはどう対応すべきなのでしょうか？」「治療の勘所は何でしょうか？」「経過が悪くなった症例にはどのように対処すべきなのでしょうか？」　など、疑問に対する答えが導けるような指南・入門書として活用していただけるように、執筆者一同心がけました。

　「歯の移植・再植」は、患者自身の創傷治癒力を利用して、組織をいち早く生着させることが肝要です。それを成功させるためには、いくつかの条件があります。本増刊号により「歯の移植・再植」の成功の手順を経験し、今後の皆様の臨床を広げることができれば幸いです。

　さあ、始めましょう！　無欲は怠慢の元です！

2017年9月

編集委員代表　塚原宏泰

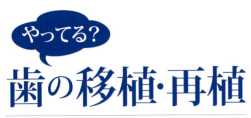

CONTENTS

刊行にあたって
塚原宏泰　東京都・塚原デンタルクリニック ………………………………………… 5

序章

診断力・治療力の幅を広げる、歯の移植・再植の価値を見直そう
歯科臨床における歯の移植・再植の位置づけ
塚原宏泰　東京都・塚原デンタルクリニック ………………………………………… 10

第1章　移植・再植のベーシックテクニック

1　歯の移植　基礎からの学び直し
塚原宏泰　東京都・塚原デンタルクリニック ………………………………………… 14

2　こんな症例から始めよう！
小林豊明　東京都・五大歯科 ……………………………………………………………… 26

3　2本の歯の移植により、遊離端欠損と長い中間欠損を回避した症例
石川福太郎　東京都・塚原デンタルクリニック／千葉県・行徳TM歯科 ……………… 30

4　遊離端欠損を歯の移植を用いて改善した症例
福田哲嗣　東京都・福田歯科医院 ………………………………………………………… 36

5　再植　基礎からの学び直し
新井俊樹　東京都・新井歯科医院 ………………………………………………………… 40

6　歯根破折と難治性の根尖病変に対し意図的再植で対応した症例
石川福太郎　東京都・塚原デンタルクリニック／千葉県・行徳TM歯科
塚原宏泰　東京都・塚原デンタルクリニック ………………………………………… 46

7　難治性の根尖病変を意図的再植で対応した症例
福田哲嗣　東京都・福田歯科医院 ………………………………………………………… 50

8　外傷歯の再植
福田哲嗣　東京都・福田歯科医院 ………………………………………………………… 52

column　根未完成歯の移植　25年経過症例
近藤寿哉　東京都・近藤歯科クリニック ………………………………………………… 54

第2章　移植・再植の際におさえておきたい基礎知識

1 移植・再植に際して知っておきたい解剖
　　宮原宇将　東京医科歯科大学　大学院医歯学総合研究科　医歯学系専攻　口腔機能再構築学講座　インプラント・口腔再生医学分野 …… 56

2 天然歯を残す！　歯根膜を残す！
　　井上 孝　東京歯科大学　臨床検査病理学講座 …… 62

3 より安全に抜歯する方法
　　新井俊樹　東京都・新井歯科医院 …… 74

第3章　移植・再植を視野に入れた診査・診断

1 意図的再植・移植の適応症　見極めのポイント
　　新井俊樹　東京都・新井歯科医院 …… 82

2 【座談会】歯の保存における移植・再植の位置づけ
　　塚原宏泰／押見 一／新井俊樹／福田哲嗣／小林豊明／石川福太郎 …… 89

第4章　移植・再植のアドバンステクニック

1 矯正治療と歯の移植の有用性
　　塚原宏泰　東京都・塚原デンタルクリニック …… 104

2 歯の移植を活用した先天性欠如への対応
　　塚原宏泰　東京都・塚原デンタルクリニック …… 112

3 複雑な欠損に対しての歯の移植の応用　上下顎の受圧加圧関係が極端に悪い症例への対応
　　新井俊樹　東京都・新井歯科医院 …… 120

4 歯の移植・再植における「PRGF-Endoret®」の効果
　　塚原宏泰　東京都・塚原デンタルクリニック …… 130

第5章　移植・再植の失敗を考える

1 論文検索からみえてくるもの　歯の移植のリスクファクターとその生存率について
　　吉野浩一　東京歯科大学衛生学講座 …… 138

2 歯の移植の失敗症例と考察①
　　新井俊樹　東京都・新井歯科医院 …… 142

3 歯の移植の失敗症例と考察②
　　押見 一　東京都・押見歯科診療室 …… 148

付　録

移植・再植の患者説明用資料
　　塚原宏泰　東京都・塚原デンタルクリニック …… 158

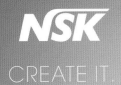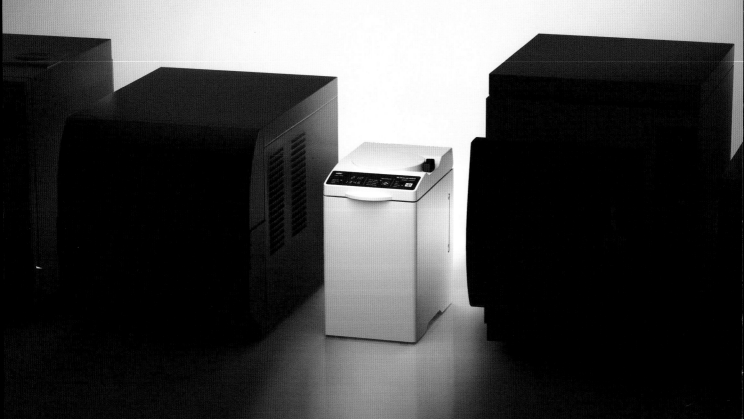

序章

序章

診断力・治療力の幅を広げる、歯の移植・再植の価値を見直そう
歯科臨床における歯の移植・再植の位置づけ

塚原宏泰 Hiroyasu TSUKAHARA
東京都・塚原デンタルクリニック

「歯の移植・再植」を行うにあたって

　わが国における歯の移植は、欠損補綴への応用として脚光を浴びてきたが、インプラントの普及とともにその話題性を明け渡し、今日に至る。

　歯の移植の意義は2つある。1つは、小児期において欠損歯列になるのを防止し、歯列の維持を目的とする場合。もう1つは、欠損歯列の治療法の手段として利用する場合である。本増刊号で述べる歯の移植は決して新しいものではなく、いままで先人の臨床家によって築かれてきた概念や治療法を踏襲したものである[1~6]。

　まず、目の前の患者にとって歯の移植・再植の意義は何かを考えよう。ただ歯がないから歯の移植をするのではない。何も行わないという選択肢が適切なこともある。口腔全体を見渡して、行う治療そのものに意義があり、マイナス面がなるべく少なくなるように考えよう。そして、治療を行ったことで、今後その患者が健康をどれだけ享受できるかを思い浮かべてみよう。そうすると、やるべきことが少しみえてくるかもしれない。

　インプラントをはじめとするさまざまな治療が標準化され、治療の選択肢が増えたと同時に、患者のニーズも多様化してきている。また、インターネットの普及とともに、情報が大量に拾える時代になった。患者の年齢や治癒力、口腔内においては欠損形態、残存歯数、咬合状態、それを取り巻く口腔内環境、患者の健康観や価値観も含めた社会的背景や経済状況など、どれをとっても同じ条件はない。さらに、歯科医師の経験値や実力、医療器材などの設備、治療法の臨床的エビデンスなど、あらゆる可能性が検討され、治療法が選択される（図1）。

　そこで患者のライフステージに合った治療法を選択できるかは、術者の裁量にかかってくる。

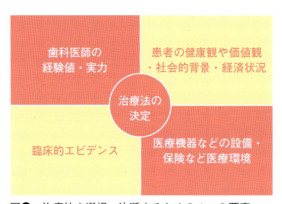

図❶　治療法を選択・決断するための4つの要素

歯の移植

「歯の移植」の歴史は意外に古く、古代ローマのソクラテスまで遡る。中世においても、他家移植だが、歯の移植の記載がみられる。近代歯学においては、1970年代以降、Andreasen[1〜3]が「歯の移植」と「再植」に関しての研究を発表し、歯根膜をはじめとした歯周組織の創傷治癒のメカニズムと長期的な臨床経過を示した。また、日本においては、1987年に飯野が歯の移植・再植の成書として13年の臨床を報告している[4]。

1980年代後半より、加藤[5,6]、押見[7]、下地[8,9]らが歯根完成歯を欠損歯列に応用し、良好な長期経過症例を提示している。また、月星[10]はAndreasenの一連の研究成果をもとに、「歯の移植」の科学的根拠を考察し、治療オプションとしての可能性を模索した。このように、「歯の移植」は、インプラント治療の予知性が確立する前に、盛んに臨床応用されてきた。しかしながらインプラント治療の予知性の確立後には、次第に「歯の移植」は臨床の現場から退くことになった。

欧米においては「歯の移植」の論文や発表をみることはなくなったが、わが国においては、ほんの一握りの歯科医師が継続して臨床応用しており、長期症例も散見される[5〜9]。近年再生医療の振興とともに、「歯の移植・再植」も見直されてきている。

歯の移植の生存率は報告者によって多少のばらつきがあるが、70〜90％以上で[11,12]、根未完成歯の移植や抜歯窩への抜歯同時移植の経過はより良好である。

インプラントの治療の予知性の確立により、なぜ「歯の移植・再植」は衰退したのだろうか？1つは、過去に多くの歯科医師が成功の条件や手順なしに行って失敗したことによる風評被害が挙げられる。また、ドナー歯に制限があり、適応症例が少ないこと、術式が画一的でなく、マニュアル化されていないのも初心者が学習する点では不利であった。それに加え、インプラント治療のほうが経済効果が大きいことも要因の1つだろう。

歯の再植

再植は主に2つに分類できる。外傷によって完全脱臼してしまった歯を戻す場合と、目的をもって治療の一環として抜歯を行い、元の抜歯窩に戻す場合（意図的再植）である[7]。

意図的再植は250年以上前から行われてきた治療法であり、通常の根管治療や外科的歯内療法で治癒しない根尖性歯周炎が主な適応となるが、歯肉縁下う蝕や穿孔歯、歯根破折歯、重度歯周炎に応用されることもある[13]。

永久歯列に起こる外傷のうち、約10％が歯の脱臼とされている。スポーツや遊戯中の事故が最も多く、歯種では上顎中切歯、年齢では7〜10歳に最も多い[3]。外傷歯の問題点は、歯の脱落による歯根膜へのダメージと歯の乾燥である。それらが外傷歯再植後のトラブル、つまり歯根膜の炎症反応や置換性吸収、アンキローシスを起こしてしまい、早期の脱落に繋がる。

近年、歯の保存液の普及、学校や保護者への脱落歯の対処方法の啓蒙によって、外傷歯の保存状態は良好になりつつある。脱臼してから再植までの時間が予後に影響し、可及的に早く再植したほうが経過はよい。脱臼後30分以内の再植では歯根吸収が10％程度であるが、1時間経過した再植では50％になるといわれている（図2）。

おわりに

いま、一般開業医が社会から求められているのは、多様性ではないだろうか。筆者は東京都千代田区神田で開業している。開業当初は、口腔外科専門医の筆者に専門性を求めて患者が来院した。しかし、20年近く経ったいまは、専門性と同時に、幅広い医学や歯学の知識をベースに総合的な診断

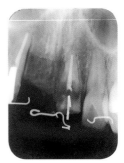

図❷ 初診時のデンタルX線写真。1̄は外傷時の再植後6年で、歯根吸収により脱落。1̄は再植後12年、歯根吸収が進行し、アンキローシスの状態にある

「中庸」の「中」とは、偏らない、しかし、決して大小や上下の中間をとりさえすればよいという意味ではない。中間、平均値、足して2で割るというものではない。常に、その時々の物事を判断する上でどちらにも偏らず、かつ通常の感覚でも理解できるものであるという意味である。「庸」については、「平常」と解釈されている。中庸の徳を常に発揮することは聖人でも難しい半面、学問をした人間にしか発揮できないものではなく、誰にでも発揮することのできるものでもある。

図❸ 中庸について

や治療を期待している。患者は良質な医療を求め、生涯健康であり続けたいと願っている。

いまの社会には儒教の経書、四書の1つとして広く知られている「中庸」が必要なのだろう（図3）。やる気をもって診療に臨み、常に学習、研鑽すれば、よいバランスで医療に従事できる。

「中庸でない」偏りのある考えのなかにいれば、その考えを押しのけてバランスのよい治療計画を立てることは難しい。個人心理学を作り出したアドラーは、いまの目的に沿って行動すること、つまり自分で行動する選択ができることが重要だと述べている。

「変われないのではない、変われないという決断を自分でしているだけだ」

【参考文献】

1) Andreasen JO: A time-related study of periodontal healing and root resorption activity after replantation of mature permanent incisors in monkeys. Swed Dent J, 4: 101-110, 1980.
2) Andreasen JO: Periodontal healing after replantation and autotransplantation of incisors in monkeys. Int J Oral Surg, 10: 54-61, 1981.
3) Jens O. Andreasen（著），月星光博（監訳）：カラーアトラス 歯牙の再植と移植の治療学．クインテッセンス出版，東京，1993．
4) 飯野健二：日常臨床にすぐ応用できる 歯の移植・再植術．デンタルフォーラム，東京，1987．
5) 加藤導孝：日常臨床に歯牙移植を生かす 上・中・下．歯界展望，71 (4)～(6)，1988．
6) 加藤導孝：再植・移植と歯根膜靭帯．歯根膜靭帯の科学，グノーシス出版，東京，1992．
7) 押見 一：線を引かない歯科臨床．医歯薬出版，東京，2016．
8) 下地 勲（編）：歯の移植・再植．医歯薬出版，東京，2016．
9) 下地 勲：歯根膜による再生治療．医歯薬出版，東京，2010．
10) 月星光博（編著）：自家歯牙移植．クインテッセンス出版，東京，1999．
11) 塚原宏泰：インプラント時代に「歯の移植」を考える ソケットリフトを用いた上顎臼歯部への歯の移植法．The Quintessence, 29 (10)：2294-2311, 2010．
12) 吉野浩一（他）：自家歯牙移植の予後を検証する 1 自家歯牙移植712歯の疫学統計報告．歯界展望，119 (3)：398-403，2012．
13) 塚原宏泰：再植の予後に関わる要因への対応と考察．日本歯科評論，72 (11)：77-85，2012．

第1章

移植・再植の
ベーシックテクニック

第1章 移植・再植のベーシックテクニック

歯の移植
基礎からの学び直し

塚原宏泰 *Hiroyasu TSUKAHARA*
東京都・塚原デンタルクリニック

● 歯の移植を成功させるために

歯の移植は、歯根膜をはじめとした歯周組織や歯髄組織の創傷治癒によって成立する[1,2]。歯の移植を成功に導くためには、受容床やドナー歯をデリケートに取り扱い、創傷治癒の理論に基づいた治療計画および術式を行う必要がある。術後早期の失敗には、付着の不成立や根管内細菌による炎症性吸収が挙げられ、術後晩期の失敗には、付着の喪失や歯根吸収、アンキローシス（癒着）などがあるが、移植歯の喪失に繋がらなければ、緩徐な置換性吸収があったとしても歯の移植は成功と考えている（表1）。

臨床的な成功条件とは、第一にドナー歯の歯根膜が再生し、歯として機能することである。根未完成歯においては歯髄の再生もみられ、歯、歯髄組織、歯周組織と既存の歯と同然の状態も経験する（図1）。機能したドナー歯が長期間維持されたときに歯の移植は成功したと考えられる。歯の移植の成功基準がすべて満たされることが理想だが、術後経過において、すべて満たされることは困難である（表2）。

理想的な歯の移植条件とは何だろうか。患者の年齢が若く、ドナー歯は根未完成歯であること、歯根膜の状態がよいこと、受容床に感染がなく、残存歯が存在していること、抜歯後に調整したソケットの形態とドナー歯の歯頸部の形態がほぼ合致していて、歯根全体と受容床が強く接していない状態にあることなどであるが、このような条件の歯の移植になかなかめぐり会うことはなく、さまざまな要素が歯の移植の予後に影響を及ぼす（表3）[1]。

いかに歯根吸収を起こさせずに長期にわたり咀嚼の一端としての機能を維持させるかが、今日でも課題のひとつである。歯根吸収が部分的に認められた場合でも、すぐに機能が維持できなくなるというわけではない。もし歯根の炎症性吸収が起きたとしても、根管内の細菌感染を除去すれば停止することもある。また、歯根の置換性吸収やアンキローシス（癒着）は、一般的に緩慢な変化であることが多い。

歯根膜組織は発生的には歯小嚢由来の組織で、線維芽細胞・骨芽細胞・セメント芽細胞およびそれらに分化する未分化間葉細胞からなるコラーゲンに富んでいる。シャーピー線維は、歯根側と歯槽骨側を結び歯の機能に深くかかわっている。歯根膜の再生、治癒が、歯の移植を成功させる鍵を握っている。

歯の移植の特徴を表4に、歯の移植の適応症を表5に、その適応症の代表症例を図2〜8に示す。

● 歯の移植にあたっての検討項目

歯の移植をするにあたって、まずは重要な3点を確認しなければならない。

1．欠損歯列の診断

欠損形態、残存歯数、咬合状態などを考慮し、

欠損または抜歯が必要になる部位に歯の移植が適切であるか？

2．ドナー歯が存在するか？

ドナー歯の選択は、智歯や転位歯、対合歯のない歯、矯正治療中の抜歯予定歯などが選ばれることが多く、また機能している下顎小臼歯を戦略的に使うこともある。そして、コーンビームCT（以下、CBCT）を使ってドナー歯の形態と受容床との適合を評価することが望ましい。

ドナー歯の理想的な歯根形態は、歯根肥大や湾曲のない先細りの単根で、まさに下顎小臼歯である。そのような歯根形態は、抜歯も容易で無歯顎のような骨幅の狭い歯槽骨にも適合しやすい。ドナー歯の抜歯は慎重に行う必要があり、また、動揺度が少ないと抜歯が困難になる。ドナー歯の抜歯操作で、鉗子で掴んでいる歯頸部付近の歯根膜やセメント質が剥がれてしまうこと、無理な力がかかって歯根の破折がみられること、抜歯はできたが大きく歯根膜が剥がれてしまうことなどのトラブルは、歯の移植の予後に大きくかかわる。そのようなことを回避するために、多くの症例においてジグリング[3]や挺出処置[4]によって歯周組織を緩めて抜歯を容易にする準備が必要となる（第2章3「より安全に抜歯する方法」P.74参照）。また、歯根膜面積や歯根膜組織量の多いほうが歯の移植には有利であり、歯周病などで歯根膜の付着量が極端に少ないものはドナー歯には適さない。

3．受容床の状態はどうであるか？

解剖学的制限となるオトガイ孔、下顎管、上顎洞、鼻腔などとの関係の確認は必要である（第2章1「移植・再植に際して知っておきたい解剖」P.56参照）。受容床の形態は、ドナー歯を受け入れる頬舌的・近遠心的な骨幅と骨の高さがあるほうが理想的であり、手術操作が楽である。

歯根破折や残根で抜歯が必要な場合は、歯の移植と同時に抜歯することをお勧めする。一般的に、抜歯によって歯槽堤は水平的に吸収し、抜歯後の歯槽骨の幅は1年で50％減少して、その2/3は抜歯後の3ヵ月で生じることが知られている。歯槽骨の吸収は、大臼歯のほうが早く進み、上顎より下顎のほうが吸収は大きい[5]（第2章1「移植・再植に際して知っておきたい解剖」P.56参照）。

ドナー歯の歯根形態が大きいため、受容床とのミスマッチが生じている場合、単根歯ではドナー歯サイドを調整することはできないが、複根歯においては分割し、単根化して移植することが可能である。

受容床の調整としては、歯槽堤の拡大や上顎洞底挙上術を併用することなどを検討する。骨質が軟らかく、骨密度が低いような受容床であっても、ドナー歯の歯根膜が十分にあれば、歯根膜からの骨再生が期待でき、移植後に骨質が改善し、骨植は良好なことが多い。一方、皮質骨ばかりで出血が少ないような骨質や、硬すぎて歯根膜を圧迫するような骨質のほうが、むしろ歯の移植にはマイナスと考える。

術前の設計

CBCTにより、ドナー歯の歯根の形態、移植床の骨の状態の把握および計測を行う。上顎に移植をする場合は上顎洞炎や上顎洞病変など術前の診断を行う必要がある。またスタディモデルにより歯冠形態の計測を行う（図9〜10）。

歯の移植の術式と注意点

無歯顎者の外科的手順を図11〜23に示す。
有歯顎者の外科的手順を表6、図24〜27に示す。

術後管理（表7）

1．創部の清掃

創部は、歯肉弁の治癒がみられるまでブラッシングを禁止している。通常1週間後に抜糸する。この時期には歯肉弁の治癒がみられるので、ソフトの歯ブラシ（OP-10：ジーシーなど）でブラッ

シングを開始する。

2. 根管治療

炎症性歯根吸収は術後4〜8週から起きるため、術前に根管治療を行っていない場合、創部が落ち着いてきている術後3週間に根管治療を行う。8週目までは炎症性歯根吸収の予防のために水酸化カルシウムを根管治療薬として使用する[8]。

3. 固定の除去

ソケットとドナー歯の適合状態や創傷治癒の状態にもよるが、1ヵ月までは強固な固定を行い、それ以降は順に固定を弱くしながら経過をみていく。Andreasen[8]は固定の期間が長すぎるとアンキローシスの原因になると述べているが、極端に固定期間が短いと支持歯槽骨の再生不全や付着の非獲得を引き起こし移植自体が失敗になりかねないので注意を要する。

4. 補綴修復処置の時期

ソケットとドナー歯間隙の治癒は4ヵ月前後と考えられるため、術後4ヵ月にはテンポラリークラウンにより咬合を与える。術後6ヵ月には最終的な修復補綴処置を行う。

歯の移植を成功させるために

表❶　歯の移植の失敗とその原因

早期の失敗	生着しない 根管内細菌による炎症性歯根吸収 付着が不成立、深い歯周ポケットの存在	→治療計画の不備、咬合性外傷 →根管治療の不備 →歯根膜もしくは歯根表面に問題
晩期の失敗	進行した置換性歯根吸収 付着の喪失 アンキローシス	→歯根膜の損傷など →歯周炎の問題 →歯根膜もしくは歯根表面の問題

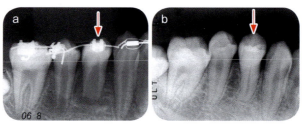

図❶　a：根未完成歯の根尖の完成。歯の移植。|5→4|。b：歯の移植後4年。歯根は完成し根尖は閉鎖した。歯髄腔が確認でき、歯根膜腔と歯槽硬線ははっきりと認められる

表❷　歯の移植の成功の所見

臨床的所見	①歯の動揺度が正常 ②歯の打診音が正常 ③付着の喪失がない ④咬合痛など不快な症状がない ⑤膿瘍やサイナストラクトがない
X線的な所見	①異常な骨吸収がない ②進行性の歯根吸収がみられない ③ドナー歯の全周に正常な歯根膜腔がみられる ④歯槽硬線がみられる

表❸ 歯の移植の予後に影響を及ぼす要素

ドナー歯の要素	歯根が完成歯か根未完成歯
	歯髄の有無（根管内細菌感染・根管治療の時期）
	歯根膜の付着状態
	歯根の形態（単根先細が理想・複根歯の分割）
受容床の要素	有歯顎か無歯顎か
	ソケットの形態（骨幅・近遠心径・高さ）
	解剖学的制限（上顎洞や下顎管）
	ドナー歯とソケットの適合状態
	皮質骨と海綿骨

表❹ 歯の移植における難しい点と利点

難しくなる点	①ドナー歯の抜歯操作
	②ドナー歯の歯根形態は千差万別で、症例ごとに移植床を形成し、歯根形態と合わせなければならない
	③ドナー歯の歯根と無歯顎の萎縮した歯槽骨を合わせなければならない
利点	①インプラントのような手術自体の精密性があまり要求されない
	②生物学的に自己のものを使う
	③歯根膜自体の再生能力など、患者の治癒能力を味方にできる
	④年齢的な制限は少なく、インプラント治療が禁忌とされている若年層からインプラント治療に適していない骨質の悪い高齢層まで可能である
	⑤条件の悪い位置に移植した場合、移植後に矯正によって歯の移動が可能である

表❺ 歯の移植の守備範囲（適応症）

①ブリッジの回避：1歯単独欠損
②ロングスパンブリッジの回避
③パーシャルデンチャーの回避（遊離端欠損の回避）
④少数歯残存症例で支台歯の配置を改変 　：義歯の安定
⑤矯正治療において抜歯予定の歯を移植に応用
⑥インプラント治療の困難な症例
⑦上下顎の受圧・加圧の改変
①〜④の項目はインプラント治療でも可能

症例1　ブリッジの回避（1歯単独欠損）

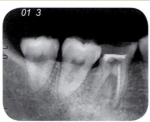 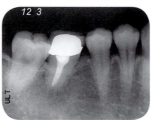

術前　　　　　　　　　　　術後11年

図❷　25歳、女性。6̅に穿孔と破折がみられ、保存困難。8̅をドナー歯とした歯の移植を行った

症例2　ロングスパンブリッジ回避

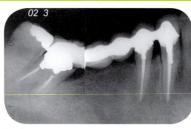 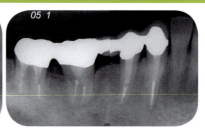

初診時　　　　　　　　　　術後1年。術後経過は順調である

図❸　50歳、女性。主訴は開口障害・右の咀嚼が不自由。8̅をドナー歯として6̅に歯の移植。近心傾斜している7̅を整直させるように同部位に移植。その結果、⑧⑦6 5 ④③→⑦6 5 ④③

症例3　遊離端欠損の回避

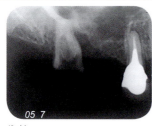 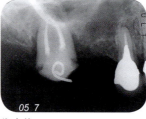 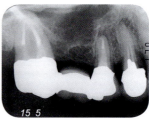

術前　　　　　　　　術直後　　　　　　　　術後10年

図❹　歯の移植。40歳、女性。7̅6̅5̅ブリッジの支台歯7̅が保存困難。8̅をドナー歯として7̅に歯の移植を行い、7̅6̅5̅ブリッジを再度作製した

症例4　少数歯残存での支台歯の配置を変更

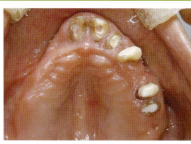 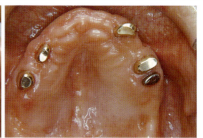

術前　　　　　　　　　　　術後1年5ヵ月

図❺　56歳、男性。主訴：咬めない。ドナー歯を1̅|2̅→6̅|4̅に移植。歯の移植後6̅|4̅ 3̅|5̅を支台にしたテレスコープ義歯を作製した

症例5　矯正治療に応用

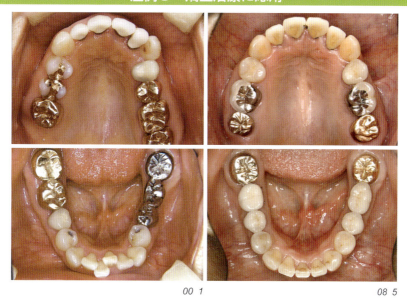

術前　　　　　　　　　　術後8年

図❻　45歳、女性。4|4抜歯予定歯をドナー歯にする。
①4|→7|。②|4→|6

症例6　上下顎の受圧・加圧の改変

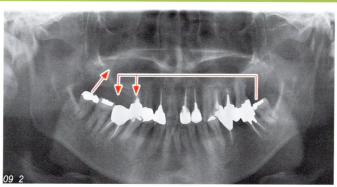

術前

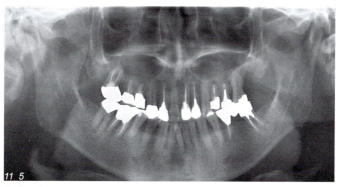

術後2年

図❼　44歳、男性。主訴：咬めない。インプラントを好まない。上顎の咬合歯数の増加が必要な症例。①|8→|6歯の移植（ソケットリフト）。②|7→|5 4分割して歯の移植

1　歯の移植 基礎からの学び直し　19

症例7　術前の設計

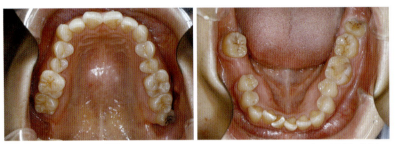

図❽　36歳、女性。6̄欠損に対して歯の移植を検討。ドナー歯の選択（①8̄、②8̄）

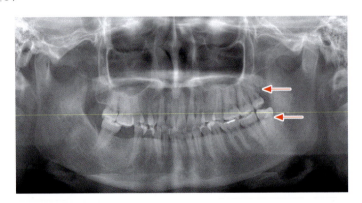

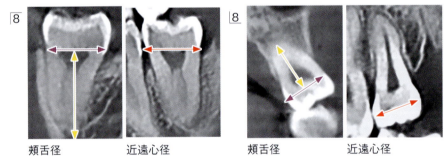

|8̄|　　　　　　　　　　　|8̄
頬舌径　　近遠心径　　　頬舌径　　近遠心径

図❾　CBCTによる術前設計。CBCT上でドナー歯の計測を行い8̄|8̄のどちらかにドナー歯を決定する

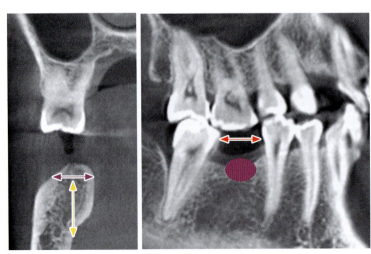

骨：頬舌径　高さ　　　歯冠：近遠心径　ソケット口の大きさ

図❿　CBCTによる術前設計。受容床の計測を行う

歯の移植の術式と注意点

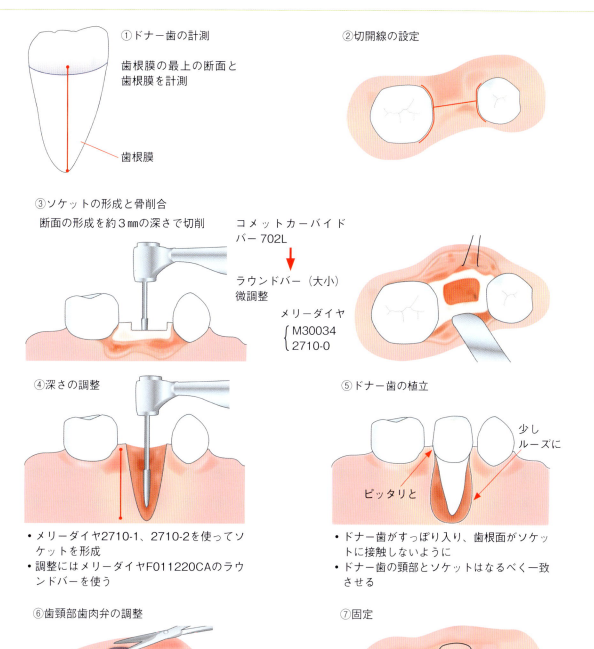

図⓫　歯の移植の外科的シークエンス

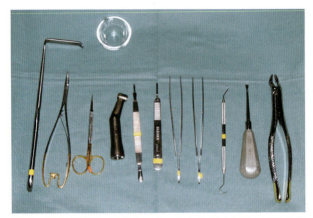

図⓬ 歯の移植用 手術セット。右からダイヤモンド付抜歯鉗子・YDM社製NM-1エレベーター・ペリオプローブ・マッカンドー摂子鉤付・マッカンドー摂子鉤無・替刃メスホルダー・骨膜剝離子・5倍速コントラ・歯肉バサミ・丹下式マチュー持針器・ランゲンベック扁平鉤。上：ドナー歯保存用シャーレ

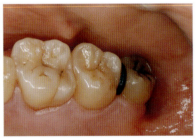

図⓭ ドナー歯8の処置。骨植が強く動揺がない場合や歯根が細く長い場合、歯根肥大などの抜歯の際に歯牙や歯根膜を損傷する可能性がある場合には、術前にジグリング[7]や挺出処置[13]を行い、抜歯を容易にする工夫が必要である

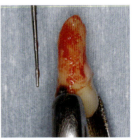

図⓮ ドナー歯8の抜歯・歯根膜の観察と計測。ドナー歯の歯冠幅径と歯根形態を観察し、歯根長や歯頸部の近遠心径と頰舌径の測定をすばやく行う。植立するときまで乾燥させずに、湿潤下で保存する。保存は、専用の保存液や多増殖因子血漿（PRGF-Endoret®)[6,7]などを使用して行う（第4章4『歯の移植・再植における「PRGF-Endoret®」の効果』P.130参照）。抜歯後の抜歯窩での保存はドナー歯の出し入れで歯根膜を損傷する可能性がある。真水などは浸透圧によって歯根膜細胞にダメージを与える

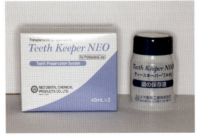

専用の歯の保存液

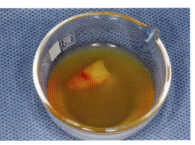

PRGF　F2分画

図⓯ ドナー歯の保存方法

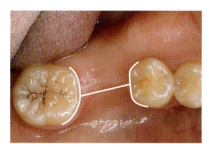
図⑯ 受容床6部の切開線の設定

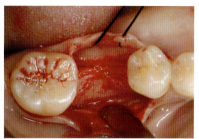
図⑰ 受容床6の粘膜骨膜弁の翻転。歯槽頂切開を行い、粘膜骨膜弁を剥離翻転し歯槽骨を露出させる

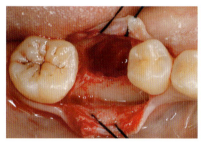
図⑱ ①ソケット口のデザインと骨削合。骨バーを使用し、歯槽骨の皮質骨をドナー歯の歯頸部断面の形態に深さ約3mmに削除。②歯根長に合わせて骨バーを使い、深さの調整を行う
▶ドナー歯の歯頸部が削除したソケット口に適合するように工夫する
▶植立時に歯根面がソケット側壁に接触しないように調整する

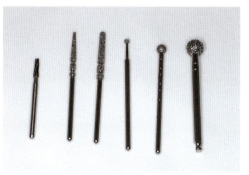
図⑲ ソケット形成時の骨バー
左からコメットカーバイドバー 702L、MARYDIA 2710-1、MARYDIA 2710-2、MARYDIA 2710-0、MARYDIA M30034、MARYDIA F011220CA 球径 5.0mm

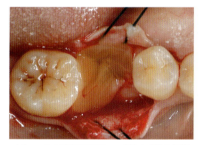
ソケットにPRGFフィブリン膜を填入

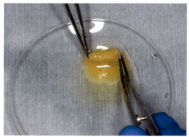
PRGF Fibrin メンブレンをトリミング

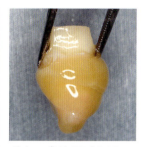
ドナー歯は PRGF Fibrin メンブレンで保護

図⑳ ドナー歯の移植床への植立（第4章1『歯の移植・再植における「PRGF-Endoret®」の効果』P.130参照）

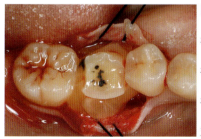
図㉑ ドナー歯のソケットへの植立
ドナー歯とソケットの適合を確認。ドナー歯がすっぽりと入り、歯根面はソケット側面になるべく接触しないように合わせる。逆にドナー歯の歯頸部とソケット口をぴったりと一致させるのがベスト。根未完成歯で術後に抜髄の予定がない場合、歯冠の削合量をできるだけ少なくするため、少し深めに植立させるか対合歯を削合する。根完成歯で抜髄予定か、すでに失活歯の場合では、歯冠部を削合して、歯根膜を歯槽骨の辺縁より1mm程度露出させた位置に植立する。対合歯との咬合関係は、咬合紙が完全に抜けるくらいにする

1 歯の移植 基礎からの学び直し

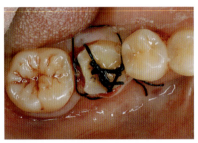
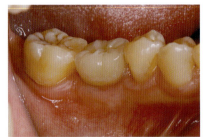

図㉒ ドナー歯の縫合と固定。ドナー歯周囲を隙間なく歯肉弁で封鎖することが重要で、その際歯肉弁の上皮部分を内側に折り込まないように歯肉をトリミングし気をつけて縫合する。4-METAレジン（スーパーボンド®）でドナー歯を強固に固定する

図㉓ 歯の移植後2年経過

歯の移植の術式と注意点

表❻ 歯の移植の外科的シークエンス

①ドナー歯の抜歯と計測
②保存困難歯の抜歯と受容床の切開線
③ソケット口のデザインと骨削除
④ソケットの深さの調整
⑤ドナー歯の植立
⑥歯肉弁の調整と復位
⑦ドナー歯の縫合と固定

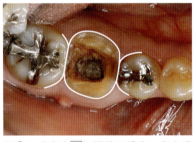
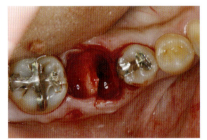

図㉔ 受容床6̅切開線の設定。歯肉溝に沿って切開線の設定。粘膜骨膜弁の剥離など基本的には必要ない

図㉕ 6̅保存困難歯の抜歯。保存困難歯は残存歯槽骨を破壊しないように抜歯する、感染している肉芽組織は鋭匙や肉芽除去バーにて完全に除去するが、健康な歯槽骨は健康な歯根膜組織が付着しているので、掻爬せずにそのままにしておく。抜歯後に歯根間中隔骨がある場合は破骨鉗子で除去し、ドナー歯の適合を確認する

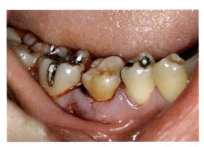 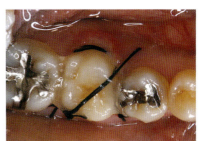

図㉖ ソケットの形成とドナー歯の植立。無歯顎時より頬舌幅が十分あるため、ドナー歯の歯頸部の形態に歯槽骨を修正するのは容易である。無歯顎時と同様に歯根膜を圧迫しないようにソケットを作る。ドナー歯と受容床の適合を確認、さらに辺縁歯肉とドナー歯の適合を確認する

図㉗ ドナー歯の植立。歯肉縁をドナー歯にしっかりと接触させるように絹糸にて縫合する。4-METAレジン（スーパーボンド®）でドナー歯を強固に固定する

術後管理

表❼ 術後管理のスケジュール

	術者側	患者側
術後1週	抜糸	ブラッシング開始
術後3週	歯根完成歯の場合は根管治療の開始→（～2ヵ月水酸化Caの貼薬）	ドナー歯での軟らかい食物の咀嚼開始
術後1ヵ月	固定の除去→	ドナー歯での通常の食物の咀嚼開始
術後4ヵ月	テンポラリークラウン装着	
術後6ヵ月	修復処置や補綴物装着	

（創傷治癒の状態や歯の動揺度によって前後する）

【参考文献】

1) 塚原宏泰：インプラント時代に「歯の移植」を考える ソケットリフトを用いた上顎臼歯部への歯の移植法．The Quintessence，29(10)：2294-2311，2010．
2) 塚原宏泰，川端喜美子：インプラント時代に「歯の移植」を考える：歯の移植と矯正治療 一般歯科医と矯正医との連携．The Quintessence，30(12)：2698-2714，2011．
3) 押見 一：自家歯牙移植における「根回しジグリング」と「歯肉えりまき」．日本歯科評論，607：65-74，1993．
4) 新井俊樹：総合診療における自家歯牙移植，再植の生かし方．デンタルダイヤモンド，31(3)：31-54，2006．
5) Schropp L, Wenzel A, et al.: Bone healing and soft tissue contour changes following single tooth extraction: A clinical and radiographic 12-months prospective study. Int J Periodontics Restrative Dent, 23 (4) : 313-32, 2003.
6) 塚原宏泰：創傷治癒の観点からPRPを再考する -PRGF SYSTEM®による骨再生療法について（前編）．The Quintessence，28 (4)：0762-0775，2009．
7) 塚原宏泰：創傷治癒の観点からPRPを再考する -PRGF SYSTEM®による骨再生療法について（後編）．The Quintessence，28 (5)：1010-1021，2009．
8) Jens O. Andreasen，月星光博（監訳）：カラーアトラス歯牙の再植と移植の治療学．クインテッセンス出版，東京，1993．

こんな症例から始めよう！

小林豊明 *Toyoaki KOBAYASHI*
東京都・五大歯科

筆者とインプラントと歯の移植と

歯の移植について症例報告やプレゼンテーションを行うと、インプラント治療はあまり行わず、歯の移植ばかり行っていると思われることがあるが、筆者は日常臨床でインプラント治療を選択することのほうが圧倒的に多い。さまざまな症例に適用でき、術式も完成されたインプラント治療は、現代の歯科臨床に欠かせない治療法の1つである。対して歯の移植は、インプラント治療より歴史は古いが、適用できる症例が限られ、術式も煩雑であるため、しばしば敬遠されがちである。

しかし吉野ら[1]の報告によると、適切な症例選択と適切な術式を行うことで、高い生存率が得られると示されている。さらに、インプラント治療よりも歯の移植のほうが有効な症例が存在することも事実である。

本項では、歯の移植が妥当と考えられる一症例を通して、その有効性を再確認したい。

症例報告

1. 患者概要

患者は50歳、男性。「左上の被せ物が外れたので、治療をしてほしい」という主訴で来院された。全身状態に特記事項はなく、非喫煙者である。残存歯は27本、プラークコントロールは悪くない。最大咬頭嵌合位は安定しており、左右顎関節に異常は認めなかった（図1、2）。

2. 診査診断

|7は失活歯であり、メタルインレーで修復されていた。口蓋側と頬側の歯肉にサイナストラクトが存在し、根尖に及ぶ歯周ポケットが確認された。口腔内所見とX線写真から、|7の垂直性歯根破折と診断した（図3）。

3. 治療計画

この症例では、欠損補綴の治療オプションとして、インプラント、パーシャルデンチャー、ブリッジ、矯正、歯の移植が考えられる。それぞれの治療方法の利点と欠点を考えながら、この症例で筆者が歯の移植を選択した理由を述べたい。

インプラント：|7の抜歯後の骨量を予想すると、抜歯即時埋入は困難である。そこで、抜歯後にソケットプリザベーションを行い、3ヵ月以上の治癒期間を設けてインプラント埋入手術（おそらく骨補填材の追加が必要）、その後、オッセオインテグレーションを待ってからの補綴治療となる。治療ステップが多く、約1年の治療期間が予想される。

パーシャルデンチャー：|7の抜歯後、歯肉の治癒を待ってからすぐに補綴治療を行えるので、治療期間が短い。しかし、可撤式であるため、日常生活での煩わしさは避けられない。

ブリッジ：パーシャルデンチャーと同様に、|7の抜歯後、歯肉の治癒を待ってからすぐに補綴治療を行えるので、治療期間が短いと考えられる。しかし、実際に治療するにあたっては、|8の支台歯

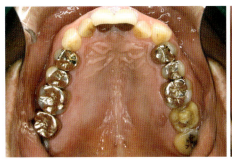
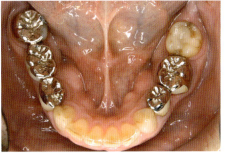

図❶　初診時。多くの歯冠修復物と7̲のインレー脱離を認める

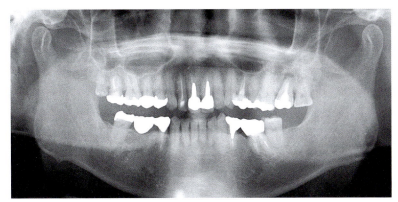

図❷　術前。残存歯数は27本、軽度の水平的骨吸収を認める

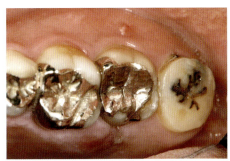
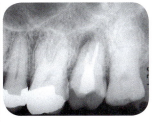

図❸　術前の7̲ 8̲。7̲は歯根破折。8̲は咬合面う蝕を認めたが、健全な歯周組織を有していた

形成や印象採得は難しいため、現実的ではない。
矯正：8̲を歯体移動で10mm以上動かす必要があるため、インプラントアンカーを用いた治療になるだろう。歯髄を守れるのは大きなメリットであるが、治療期間が長くなることがデメリットである。
歯の移植：全身状態に問題はなく、非喫煙者であること、残存歯が多く、単冠で修復処置を行えること、8̲が非機能歯であり、歯周組織に問題がなく、ドナー歯として活用できること、歯根の形態と歯冠のサイズが7̲に近似しているので、受容床への良好な適合が期待できること、自然なカン

トゥアーを与えられるので術後のメインテナンスを行いやすいこと、外科処置は1回で、治療期間は半年〜1年と比較的短いこと、以上の理由から歯の移植を選択した。

4. 治療経過

まず8̲を抜歯した。理想的には鉗子を用いた抜歯だが、8̲は鉗子が入りにくく歯周組織もしっかりしていたため、鉗子のみで抜歯することはできなかった。歯根膜腔にヘーベルを挿入してしまうと健全な歯根膜を傷つけてしまうため、7̲と8̲の歯冠部にヘーベルを用いて脱臼させ、最後に鉗

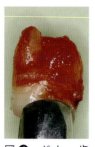
図❹ ドナー歯（|8）と歯根膜

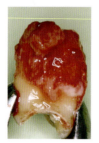
図❺ |7と炎症性組織

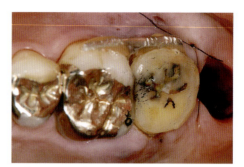
図❻ 術後の移植歯。無咬合である

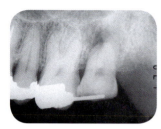
図❼ 術直後。ドナー歯と歯槽骨の間に大きなスペースを認める

子を用いて抜歯した。できるだけ歯根膜を傷つけないような抜歯を心がけ、|8を歯の保存液に保管した。

次に|7を通法に従い抜歯し、抜歯窩を十分に掻爬した。ラウンドバーで抜歯窩の形態を整えた後、ドナー歯を抜歯窩に適合させた。ドナー歯と抜歯窩の適合がよかったため、スムーズにドナー歯を|6に固定できた。固定にはメタルワイヤーとスーパーボンド®を使い、対合歯と咬合接触をさせないようにしている（図4〜7）。

歯の移植から4週間後に根管治療を開始した。ドナー歯は根完成歯であり、根尖孔が1mm以下で歯髄の再生は期待できないため、術後2〜4週間で根管治療が必要となる。また、長期間のワイヤー固定はアンキローシスの発生を高める可能性があるため、ワイヤー固定は根管治療後に除去した。術後3ヵ月で移植歯の再評価を行ったところ、歯周組織に問題を認めなかった（図8）。そこでプロビジョナルレストレーションを仮着し、機能性を評価をしていくことにした。

術後9ヵ月で再評価を行い、X線写真、歯周組織、機能性に問題を認めなかったため、最終補綴物を装着した。移植歯は審美部位ではなかったことと、咬合による経年変化を観察しやすくするためにメタルクラウンを選択した（図9、10）。

X線写真の経過を追っていくと、移植当日は歯槽骨とドナー歯の間に大きなスペースを認めるが、時間の経過とともにそのスペースは縮小し、骨が再生してきているのがわかる。術後4年が経過したが、歯周組織と機能性に問題はない。患者もこの結果にとても満足してくれている（図11〜13）。

症例を振り返って

本症例は、筆者が卒後4年目に治療を開始し、現在も経過を追えていることもあり、とても印象深い症例である。患者は外科処置がとても苦手な方で、なるべく低侵襲な治療を望まれていた。もし歯の移植という選択肢がなければ、インプラント治療、もしくはパーシャルデンチャーを選択していただろう。

前述したように、インプラント治療の場合は複数回の外科処置が必要になり、パーシャルデンチャーの場合は機能性が劣って管理が煩わしくなると予想される。歯の移植を選択した結果、30分の外科処置1回で、メインテナンスを行いやすい環境を作ることができた。何より患者が不自由な

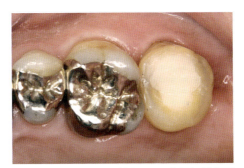

図❽　術後3ヵ月。動揺はなく歯周組織も回復している

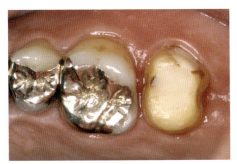

図❾　術後9ヵ月。約6ヵ月プロビジョナルレストレーションを使用後の歯周組織は安定している

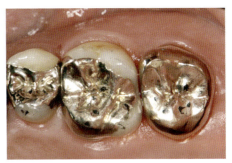

図❿　最終補綴物と咬合接触点。経年変化を観察しやすくするためにメタルクラウンを選択した

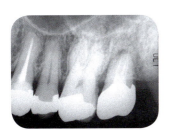

図⓫　術後9ヵ月。最終補綴物装着時。マージンの適合は問題ない

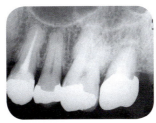

図⓬　術後2年。移植歯と歯槽骨の間のスペースは消失している

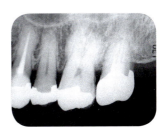

図⓭　術後4年。歯槽硬線と歯根膜腔はまだ明確に追えないが、臨床所見に問題はない

く快適に生活できており、治療結果にとても満足してくれていることがうれしい。もしドナー歯に何らかのトラブルが起こって抜歯が必要になった場合は、小さな8|を移植するか、インプラント治療を選択するか迷うところである。今後はできるだけ長く経過を追い、この移植歯に何が起こり、何が起こらないのかをありのままに観察していきたい。

最後に、歯の移植は適切な症例選択と適切な術式を行うことで、現代においても有効な治療方法の一つである、と確信している。

【参考文献】

1) Yoshino Koichi, et al.: "Risk Factors Affecting Third Molar Autotransplantation during 5 and 10 Years." The Bulletin of Tokyo Dental College, 55（2）: 111-122, 2014.
2) Tsukiboshi Mitsuhiro: "Autotransplantation of teeth: requirements for predictable success." Dental Traumatology, 18（4）: 157-180, 2002.
3) 押見 一:線を引かない歯科臨床. 医歯薬出版, 東京, 2016.

3

第1章 移植・再植のベーシックテクニック

2本の歯の移植により、遊離端欠損と長い中間欠損を回避した症例

石川福太郎 *Fukutaro ISHIKAWA*
東京都・塚原デンタルクリニック／千葉県・行徳TM歯科

● 症例

患者：53歳、男性
初診：2014年1月
主訴：歯がなくて咬みづらい

● 患者背景

患者は幼いころから極度の歯科恐怖症のため、歯科治療を避けてきた経緯があり、多数歯の欠損と残根歯の放置を認めた。そのため咬合平面は乱れ、小臼歯、前歯のみの少ない咬合接触となっていた。前医にて口腔衛生指導を受けていたため、初診時のプラークコントロールはおおむね良好であり、歯周炎の傾向は認めなかった。

重度の2型糖尿病の既往があり、糖尿病性の腎不全、高血圧、眼症を併発していた。初診時はインスリン治療によりコントロールされ、HbA1cは6.1%、空腹時血糖104mg/dLであった。非喫煙者（図1、2）。

● 治療計画

咀嚼機能の改善と残存歯保全のため、乱れた咬合平面の是正と臼歯部咬合支持の獲得が必要であると考えた。6|、|67、|6は健全歯質が乏しく、抜歯と診断した。右上の遊離端欠損と左下の長い中間欠損に対し、パーシャルデンチャー、インプラント治療、歯の移植をそれぞれ検討した。

1．パーシャルデンチャー

必要な歯冠補綴を行い、強固なメタルフレームのパーシャルデンチャーを作製することで、比較的短い治療期間で咬合平面の是正と臼歯部咬合支持を得られると考えられるが、取り外しの煩わしさや異物感は避けられない。また、患者はできれば義歯は避けたいという希望があった。

2．インプラント治療

本患者の糖尿病はインスリン治療によりコントロールされており、内科医師との対診を行うことでインプラント治療は可能であると思われる。固定性の補綴により、臼歯部の咬合支持を得られると考えられるが、右上の欠損部には上顎洞底の低下を認めるため、サイナスリフトと骨造成が必要となる可能性が高い。

3．歯の移植

機能していない健全な智歯をドナー歯として利用でき、かつ、智歯を抜歯したことにより、清掃性を確保できるというメリットがある。また、ドナー歯は天然歯とのブリッジによる連結が可能で、2本の歯の移植のみで歯列の連続性と臼歯部咬合支持の獲得が期待できる。

前述した理由と、患者がもともと固定性の補綴を強く希望していたこともあり、最もメリットが大きいと判断した歯の移植を選択した。

術前に、CBCTを利用したドナー歯と受容床の診査を行った（図3）。

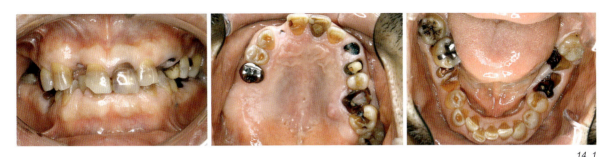

図❶　初診時。多数歯の欠損と歯冠崩壊のため少ない咬合接触であったが、顎関節に異常はなく、顎位は安定していた

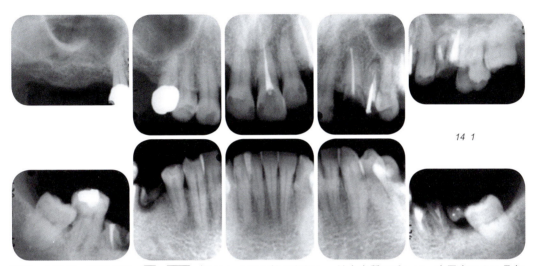

図❷　初診時。残根状態の6̅、6̅7̅、6̲はとくにう蝕が進行し、健全歯質は乏しい。歯周炎による骨欠損は認めない。8̅、8̲、8̲、3本の智歯はいずれも健全な状態で残存していた

治療経過

8̲→7̲部

　ドナー歯の抜歯は歯根膜の損傷を避けるため、ヘーベルを使用せずに、ダイヤモンドコーティングされた鉗子のみで行った。抜歯したドナー歯は乾燥を防ぐため保存液内で保存した（図4）。

　ソケットの形成は、CBCT画像上で行ったドナー歯の計測値を参考に行った。ソケットの深さを確保するため、上顎洞底との距離約1mm程度の骨を残し、オステオトームとマレットでソケット窩底部を槌打し、上顎洞を挙上した。頬舌的な骨幅も不足していたため頬側骨縁も槌打し、ドナー歯が抵抗なく挿入できるまで歯槽堤を拡大したドナー歯をソケットに挿入し固定した（図5〜7）。

　術後の鼻症状はなく、経過は良好であった。炎症性吸収を防ぐため術後3週で歯内療法を開始し、4週で固定を除去した。術後約3ヵ月の時点で付

8̄→7̄部

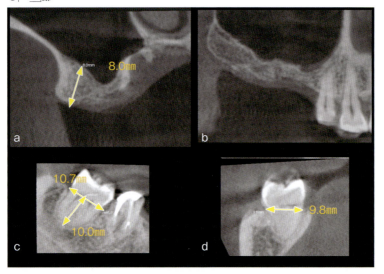

|8→|7部

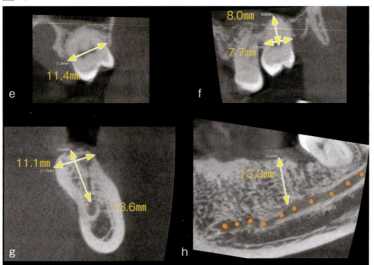

図❸ 術前のCBCT画像。右上の受容床は歯の喪失により上顎洞底の低下がみられ、ソケットを形成するには歯槽骨が不十分であることから、ソケットリフトを用いた歯の移植を計画した。ドナー歯には、歯根形態がより先細りの8̄を選択した。
　左下の受容床は下顎管が低位であり、ソケットの深さは十分確保できるが、頰舌的な骨幅には制限がある。ドナー歯である|8の幅径は近遠心径のほうが小さいため、ドナー歯の頰舌面がソケットの近遠心に位置するよう90°回転させての移植を計画した
a b：受容床
c d：ドナー歯
e f：ドナー歯
g h：受容床

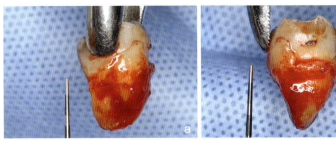

図❹　a：抜歯されたドナー歯の⎣8、頬側面観。b：同近心面観。先細りの根形態で抜歯は容易であった。

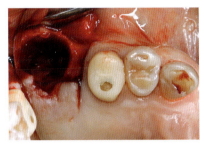

図❺　7⎦部ソケット形成後。頬側の皮質骨を若木骨折させソケットの幅を確保した

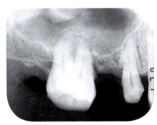

図❻　移植後、上顎洞底の挙上が確認できる

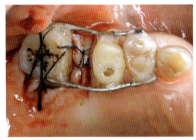

図❼　緩みづらい絹糸で縫合し、さらにクラスプ線を使用して強固に固定した

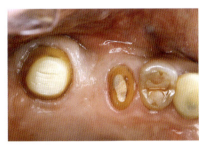

図❽　術後1年6ヵ月。頬側の骨幅が増大しているのがわかる

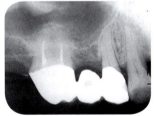

図❾　術後1年11ヵ月。歯槽硬線と歯根膜腔がみられ、挙上した上顎洞の骨治癒が認められた

着の喪失はなく動揺度は生理的範囲内となったため、テンポラリークラウンにて咬合を付与した。

　その後も移植歯に不快症状はなく機能し、7⎦6⎦5⎦（7⎦は移植歯）のブリッジとなった（図8、9）。

　⎣8→⎣7部

　右側と同様にドナー歯はダイヤモンド鉗子のみを用いて抜歯した（図10）。

　術前のCBCTでの計測を参考に、ソケットを形成した。ドナー歯を幅径の小さい頬側面がソケットの心近面に位置するよう90°回転させ挿入し、固定した（図11〜13）。

　術後3週で根管治療を開始し、4週で固定を除去した。術後約3ヵ月で正常な付着を認め、動揺度は生理的範囲となったため、テンポラリークラウンにより咬合を付与し機能させた。この時期に⎣8の近心傾斜に対し、モジュールを用いた歯のアップライトを行い清掃性を確保した。

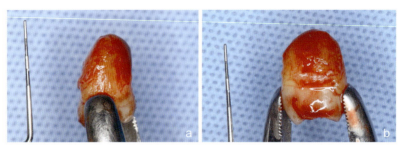

図⑩　抜歯されたドナー歯の|8、頬側面観（a）。同近心面観（b）

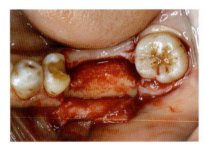

図⑪　舌側寄りに切開線を設定した

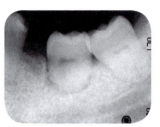

図⑫　移植直後、予定していた部位に移植できたが、|8は近心傾斜している

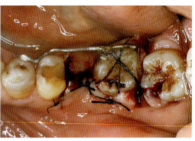

図⑬　絹糸とクラスプ線を使用し、強固に固定した

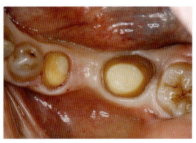

図⑭　術後1年2ヵ月。移植歯と近接していた|8をアップライトすることで、清掃性を確保できた

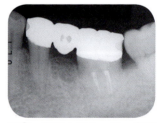

図⑮　術後1年2ヵ月。歯槽硬線は歯根膜腔が確認できる

　移植歯はテンポラリークラウンで問題なく機能し、|5|6|7（|7は移植歯）ブリッジとなった（図14、15）。

　2本の歯の移植を行い、遊離端欠損と長い中間欠損を回避し、患者の希望する固定性の補綴を行うことができた（図16、17）。

考察

　この症例は筆者が卒後5年目に担当した患者である。比較的容易な抜歯窩への移植を2回経験した後の3回目の移植症例であり、無歯顎堤への移植は初めてであった。ソケットリフトを用いた無歯顎堤へのソケット形成は、指導医である塚原[1]の術式を参考に行った。

　移植歯は歯根膜を有するため、通常の天然歯と同じように扱うことができる。本症例も残存歯とのブリッジによる連結を行うことで、計画した通り2本の歯の移植のみで歯列の連続性と臼歯部咬

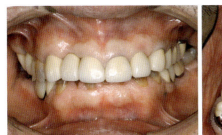
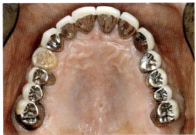
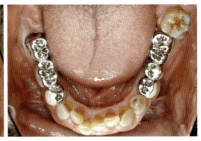

図⓰ メインテナンス移行時。2本の歯の移植により、歯列の連続性と臼歯部咬合支持を獲得できた

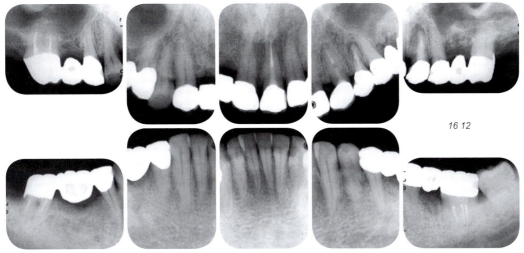

図⓱ メインテナンス移行時。2本の移植歯は、歯槽硬線を歯根膜腔がより明瞭に認められるようになり、歯根の吸収像は認めない。抜歯は6┘、└6 7、┌6の4本のみで、その他の歯は保存できた

合支持を獲得できた。補綴形態も、通常の天然歯の場合と同じように作製できるため、清掃も難しいものにはならなかった。

当初、患者は欠損と残根歯の多い口腔内に対してコンプレックスを抱えていたが、歯の移植により、自身の歯で歯列と咀嚼機能を改善できたことに対し喜びを表した。

現在、術後約2年経過し、3ヵ月ごとのメインテナンスで来院され、移植歯は問題なく機能している。今後、注意深くその経過を観察していきたい。

【参考文献】
1）塚原宏泰：ソケットリフトを用いた上顎臼歯部への歯の移植法. the Quintessence, 10：120-137, 2010.

第1章 移植・再植のベーシックテクニック

遊離端欠損を歯の移植を用いて改善した症例

福田哲嗣 *Tetsuji FUKUDA*
東京都・福田歯科医院

筆者が歯の移植を好む理由

　筆者は幼少のころから海を通して自然と親しみ、高度成長時代に青春期を送り、1992年、歯科医師のライセンスを習得した。社会の授業では公害の悲惨さを叩き込まれ、身近な水辺（河川、海）は汚染されていた。いまでもできるだけ人工物のない景色が好きである。大学ではインプラントの講座はまだなかった。海遊びをしていると、木造の船は朽ちて自然に還るのに、プラスチックは腐らずいつまでも海流を漂っていることに気づく。
　超高齢社会の現在、口腔のセルフケア（食事、ブラッシング、etc.……）が不可能になるタイミングはまったく読めず、またその機会も多くなるだろうことは想像できる。腐食しないインプラントは海流を漂う「プラスチックごみ」に重なり、私はなかなかインプラントを好きになれない。
　そのような筆者自身の考えを汲んで本項を読んでいただきたい。

症例報告

1．患者概要（図1〜3）

　2000年9月、初診。左下義歯不適で来院された。59歳女性、全身状態に特記事項はなし。非喫煙者。
　気の若い方である。ご自身の若いころの写真（某有名デパートでエレベーターガールをされていた）をスタッフに見せて、華やかな女子会話をされている。左片側の「入れ歯が堪えがたい」とい

うことで、固定式の補綴を考えなくてはならない。

2．診査・診断
1）ドナー歯の選択

　ドナー歯をどの歯にするか、移植をする際にいつも悩ましいところだが、本症例では右側は咬合関係が確立しているので、左上の臼歯部を対象に考察することにした。
　|3〜7は根充済みのため、その部位をドナー歯として考えた（可及的に天然歯を抜髄してまでドナー歯にしたくない）。
　上下顎の欠損状態をなるべく同じにするなら、|6を|7部に移植して左上は⑤6⑦ブリッジ、左下は④5⑥⑦ブリッジにするか、|7を|6に移植して左上は6番までの短縮歯列になるが④5⑥ブリッジを咬合させる、の2パターンが考えられる。いずれにしろ、支台歯の咬合状態がすれ違いにはならずにすむ。
　前者は|6の根形態がX線写真から根開大、根肥大が認められ、移植には難易度が高そうに思えるし、仮に移植できたとしても④5⑥⑦のロングスパンブリッジになる。
　一方、後者はX線写真から|7は先細りの根形態で移植が容易に行えそうに思えるし、旧補綴物のファセットからパラファンクションの要素も考慮すると、④5⑥のショートスパンブリッジは魅力的である。
　以上により、後者の方法を採用した。

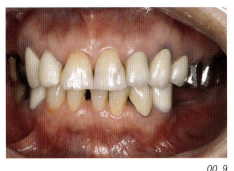 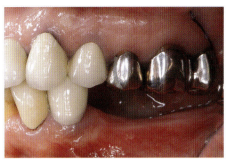

図❶ 術前。プラークコントロールは良好　　図❷ 「入れ歯が堪えがたい」との主訴で来院

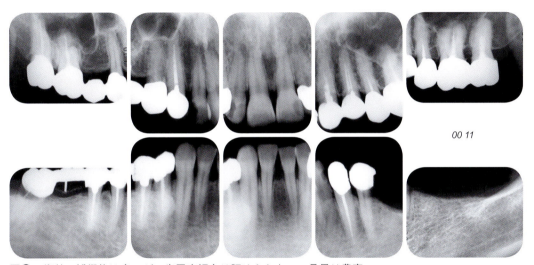

図❸ 術前。補綴物は多いが、歯周病傾向は認められない。骨量は豊富

2）⎿7の根形態

　X線写真から根開大は認められない。

3）骨量

　左下は骨隆起があり、骨量は十分にあるように思える（図4）。

3．治療計画

1）⎿7の根形態の把握

　通法による感染根管治療をし、根の形態、根管の走行を把握し、ドナー歯のイメージを摑む。先に水酸化カルシウム製剤で仮根充する。

2）ジグリング

　ドナー歯の抜歯時間の短縮と歯根膜細胞の保護、活性化のためにドナー歯にジグリングフォースを与え、動揺度が2度くらいになるまで期間（1〜2ヵ月）をおくことにする。

3）固定

　1ヵ月以上おいて、ガッタパーチャポイントで根充後、補綴する。必要ならMTMを使用する。

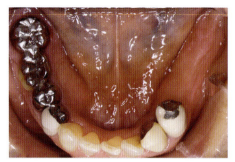

図❹ 術前。骨隆起があり、骨幅がある

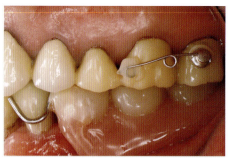

図❺ |7のジグリング。いまならコイルの巻きを逆にして、よりジグリング力が加わるようにするだろう

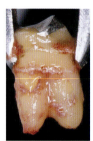

図❻ ドナー歯。根は太く厚みがある。ルートトランクは長い

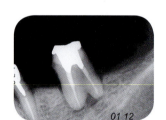

図❼ 術中。ソケットを形成するのに苦労した。下歯槽神経から距離は十分にあるはずだが、出血が多かった

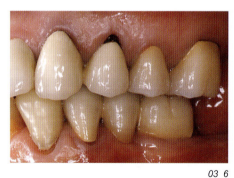

図❽ 術後1年6ヵ月

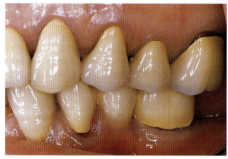

図❾ 術後13年2ヵ月。とくに異常は認められない

4. 治療経過

2001年10月、|7を|6へ移植のため、ジグリングを開始（**図5**）した。歯の移植をはじめたばかりのころで考えが足りなかったが、ワイヤーの巻きが逆向きのほうがドナー歯により力が加わりやすかった。通常簡便なため、形状記憶合金であるニッケルチタンワイヤー®などを使用することが多いが、当該の|7はそれでは動揺度が上がらず、0.41mmのエルジロイワイヤーを加工した。

2001年12月。|7を|6に移植した。ドナー歯はか

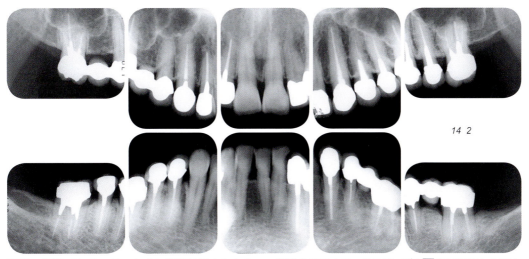

図❿ 術後13年2ヵ月。とくに問題は認められない。経過良好のため、その後、7̲を6̲部に移植した際も、患者の理解を得やすかった

なり太く、ビギナーの筆者は緊張した（図6）。ルートトランクが長くて助かった。ソケットの形成は目論見どおり骨量は豊富で、リンデマンバー、sswhiteロングシャンクのカーバイドバー（ラウンド）、102Rのダイヤモンドバーなどで骨削合をしたのを覚えている。途中、デンタルX線写真で位置を確認し、移植方向、深さなどを決定した（図7）。

2003年6月、術後1年6ヵ月の口腔内写真を図8に示す。

症例を振り返って

移植を臨床の手の内に入れはじめたころのケースで、正直、初心者が行うにしては歯根が太いドナー歯だった。しかし、成功することで自信にはなった。ビギナーズラックは大事である。

インプラントとの比較だと費用は安く、治療時間は短く、MTMも可能でシンプルな補綴様式、術後のメインテナンスの容易さなど利点は多い。

術後13年、まったく問題ない経過を経験すると移植の可能性に期待が膨らむ（図9、10）。

【参考文献】
1）福地芳則，長田 保，砂田今男（編）：歯内治療学第1版. 医歯薬出版，東京，256：1990.
2）押見 一：線を引かない歯科臨床：医歯薬出版，東京，209-219：2016.

第1章 移植・再植のベーシックテクニック

再植 基礎からの学び直し

新井俊樹 *Toshiki ARAI*
東京都・新井歯科医院

　昔は、教科書的に再植といえば、主に外傷による小児および若年者の歯の完全脱臼と不完全脱臼に対し、脱臼した歯を元の位置に戻して整復する治療を指していた。しかし、外傷による症例が少ない現在では、主に深い歯肉縁下う蝕、通常の根管治療で治らない根尖病変で歯根端切除が困難な歯、歯根破折歯に対する保存治療として、意図的再植が利用されている。もちろん、歯肉縁下う蝕に対する保存治療法は、定石としては矯正的挺出が第一選択である。しかし、深い歯肉縁下う蝕では、筆者は矯正的挺出の途中で意図的再植に切り替えることがある。

● 外傷以外の再植

　外傷による歯の脱臼に対する再植については教科書を参考にしていただくことにして、本項では外傷以外で日常臨床での再植の活かし方に焦点を当てることにする。本来の定義では、歯槽窩から脱臼した歯を元の位置に完全に戻すことを再植といい、少しでも元の位置と異なった場合は、歯槽窩内移植と呼ばれている。定義はともかく、臨床では単純に抜歯した抜歯窩に抜去歯を戻す治療を再植、抜去歯を他の部位に移す治療を移植として周知されているのではないだろうか。外傷以外での応用では、しっかり診査したうえで適応症を見極め、無理なく行えば、筆者の臨床経験では100％に近い成功率が得られている。意図的再植は、手術条件がよく、歯槽窩と歯根膜の損傷が少ない

ため、適切に処置すれば歯根膜の再付着が起こりやすく、成功率は100％近くになるのは当然である。
　歯の保存を重視している歯科医師なら、保存が難しい歯肉縁下う蝕や根尖病変が大きく動揺する歯を、"ダメもと"で保存できたらという気持ちで、一度は患者に再植を勧めたことがあるのではないだろうか？　そして、その結果が意外にも良好であることを経験した歯科医師が多いのではないだろうか？
　さて、根尖病変が大きく通常の根管治療で治癒が望めないうえ、歯根端切除が困難な大臼歯および小臼歯では保険診療で再植が認められている。ただし、保険診療だから気楽にできるというわけではない。患者としては、ほとんどの歯科医師が抜歯と判断する歯を、うまくいけば抜かなくて済むのだから担当医に任せるしかない。術者としては、患者が納得し、安心して治療を受けられる治療法の確立と、患者への説明ができなければならない。そして、再植することが決まったら、必ず成功させて患者の信頼を勝ち取ることが医院の評判に繋がっていく。
　そこで、再植を成功させるために的確な診査・診断ができなければならない。まず、最初に適応症であるかの見極めである。それは、第3章1「意図的再植・移植の適応症　見極めのポイント」（P.82）を参照していただきたい。次に、歯根と歯根膜をできるだけ傷つけないように抜けるかどうかが再植を成功させる鍵である。抜き方につい

症例1

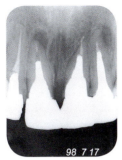
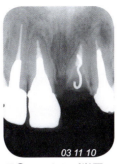
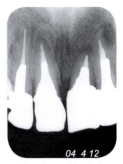

図❶　27歳、女性。1⎜2連結冠。1⎜と⎜2の根尖病変拡大。問題は、1⎜のマージン付近の歯頸部側の歯質が薄いため、将来の危険性を説明した

図❷　できれば単冠で済ませたい。まずは1⎜の矯正的挺出を行い、その後再植した

図❸　1⎜は動揺度から単冠では厳しいので、⎜2と連結した

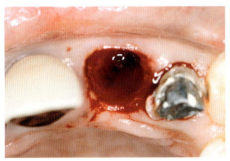
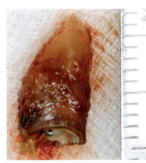
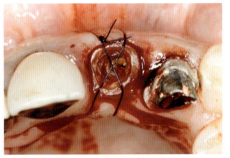

図❹　矯正的挺出途中で、健全な歯根長とクラックの確認のため、意図的再植に切り替えた。歯肉線維を切断後に抜歯

図❺　1⎜。健全な有効歯根長は7mm程度である

図❻　健全な歯質を残して抜歯窩に戻し、縫合固定した

ては、第2章3「より安全に抜歯する方法」(P.74)に示した。適応であるかを吟味し、患者に説明し患者が納得したうえで、安全な抜歯を行い、歯根膜を大切に扱い、抜歯後の処置を確実に行ってから抜歯窩の適切な位置に戻せば、失敗する原因は見当たらない。

抜歯後の処置と抜歯窩へ戻すときの手順

ここで、抜歯後の処置と抜歯窩へ戻すときの手順を述べてみる。抜去歯は、まずは血液を生理食塩水で洗ったら、ルーペか顕微鏡を使い、術前に診査した状況（う蝕、根尖病変、破折線、歯石沈着、歯根膜の状態）を確認する。状況を判断できたら、う蝕、根尖病変、歯石を徹底的に除去する。次に、根管内および根尖孔内をよく観察して黒変または変色している部分（軟化象牙質、起炎物質、感染層と思われる部分）を、Hファイル、小さいスプーンエキスカ、エンジンかタービンの小さいラウンドバーなどを使い、削除していく。処置中は、歯根膜を乾燥させないように、生理食塩水を湿らせたガーゼで歯根を包みながら行う。

また、根尖孔外の根面に壊死セメント質やバイオフィルムの沈着がみられ、その範囲が小さい場

症例2

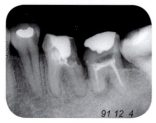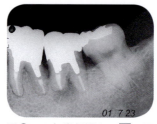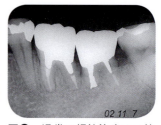

図❼ 36歳、男性。7̅の近心根に根尖病変があり、咬合痛もあるため、根管治療を行ったところ症状は消失した

図❽ 9年半経過して7̅に再び咬合痛が出たため、近心根を2ヵ月にわたり再根管治療したが、排膿と滲出液が止まらない

図❾ 通常の根管治療では治らないため抜歯し、近心根のみ根尖から確認できる黒く変色して汚染している部分を徹底的に除去。その後アマルガムで逆根管充填して再植した。このケースは、抜歯しやすいので挺出などの前処置はしていない。根尖病変は消失して、症状はない。再植後1年1ヵ月

症例3

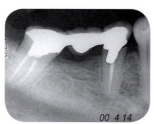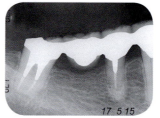

図❿ 45歳、女性。⑦6̅⑤のブリッジにおいて⑤の支台歯が部分脱離してメタルコアに沿って歯肉縁下う蝕が進んでいる。矯正的挺出後、再植

図⓫ 術後16年11ヵ月。抜歯窩に戻す位置は元の位置がベストだったため、歯肉縁下に沈みこまないように、ハイドロキシアパタイトで底上げしている

合はその部分の削除を行う。範囲が大きい場合は再植をあきらめたほうがよいだろう。ただし、手術をしてから「この歯は保存できませんでした」では、患者としては術前診査でわからなかったのかと疑いをもつ方もいるだろう。そうならないように厳密な術前診査と、万が一のために保存できない可能性もあることを十分に説明し、患者の納得を得たうえで行うべきである。

さて、歯根の外と中がきれいになったら水酸化カルシウム製剤（筆者は使いやすさからビタペックス®を使用）で仮根管充填して抜歯窩の元の位置に戻す。ただし、元の位置に戻すと歯肉縁下深くに入ってしまう場合は、歯質を歯肉縁上にするために工夫が必要である。通常、筆者は回転再植

症例4

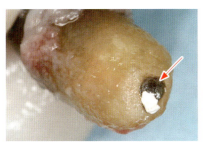

図⓬ 根尖孔外にバイオフィルム（矢印）が沈着していると、通常の根管治療では治らない。そのため、歯根端切除か再植が適応になる

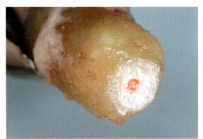

図⓭ 根尖孔外のバイオフィルムと、根尖から根管内に確認できる黒く変色している部分を、バーで徹底的に除去してから逆根管充填する。筆者は、逆根管充填材に昔はアマルガムを使用していたが、現在はガッタパーチャポイントとシーラーか、スーパーボンド®を好んで使用している

と呼んでいるが、抜去歯を抜歯窩の元の位置ではなく歯軸を回転軸として適当に回転させながら、歯槽窩に深く入り込まずに歯肉縁上に歯質がわずかに出て止まる位置を探す。ほとんどはこの方法で歯槽窩に戻す適当な位置が決まるのだが、たまに、回転再植だと歯質が歯肉縁上に出すぎてしまうことがある。そういうときは、回転させずに元の位置に戻すのだが、そのまま戻すと歯肉縁下深く入ってしまう。歯肉縁上に歯質が少し出た位置で止めたいため、抜歯窩の底に何かを敷かなければならない。生体親和性の高い材料であれば何でもよいと思うが、安価で安全な材料として、ハイドロキシアパタイトやテルプラグなどがよいだろう。筆者は非吸収性の粒子が大きいハイドロキシアパタイトを抜歯窩底に入れて再植歯を底上げしたケース（**症例3**）があるが、経過は良好である。

再植位置が決まったら固定である。固定は、再植位置で安定しているなら縫合固定で十分である。再植位置で不安定なため再植歯が脱離の可能性がある場合は、周りの歯と0.9mmのクラスプ線、あるいはツイストワイヤーとスーパーボンド®で固定する。

術後すぐに再植歯のブラッシングはできないので、コンクール®で1日2〜3回洗口してもらう。縫合固定の抜糸は通常1週間程度で行う。1週間で心配なら、状況に応じて抜糸時期を決める。また、術後1週間では動揺が大きいため、ブラッシングは止めさせて、コンクール®での洗口を続けてもらう。2週間以上経ち歯の動揺具合で判断してブラシを当て始めるかを決定する。軟毛ブラシを当てて問題なさそうなら、軟毛ブラシでブラッシングを開始してもらうほうが安心である。通常1ヵ月経ったら毛の硬さが普通のものに替えてもらう。動揺が大きく不安定な歯をワイヤー固定した場合は、1ヵ月を目安に動揺の確認を行う。1ヵ月以上経って動揺が落ち着いたと思われたら、ワイヤー固定を除去する。

根管治療と補綴処置

続いて、根管治療と補綴処置に入る。筆者は固定を除去して、ある程度動揺が安定してから根管治療を再開する。そして、根管充填が終わり、動揺がほぼ正常に回復したら、補綴処置に入る。そのため、順調な治癒経過を辿る場合は2ヵ月程度

症例5

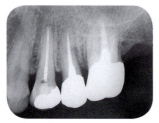

図⓮　プロービングとデンタルX線写真での透過像から⌞5の歯根破折と診断。新鮮な歯根破折では、破折線が開いていないため、デンタルX線写真はもちろんCT画像でも破折を確認できない

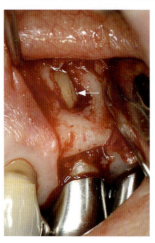

図⓰　⌞5。頰側に破折線が確認できる。破折線の汚染はまだ進んでいない

図⓯　⌞5。頰側中央のプロービングデプスは10mm、舌側中央は8mmだったため破折と診断した。確定診断は、フラップを開いて肉眼で確認するのが一番。頰側根尖部の骨は吸収していた

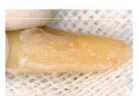

図⓱　舌側の根面はきれい

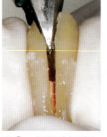

図⓲　頰側破折線に沿ってピンカッターで一気に切断

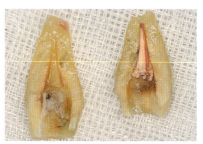

図⓳　近遠心に分離。内面の汚染もそれほど進んでいない

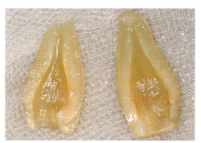

図⓴　汚染していると思われる部分を徹底的に除去

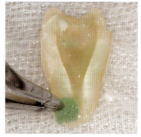

図㉑　象牙質表面処理剤をできるだけ歯根膜に付けないように塗布

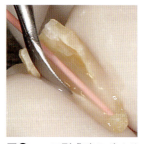

図㉒　コア形成時のガイドとして、中心にガッタパーチャポイントを入れてスーパーボンド®を流し込む

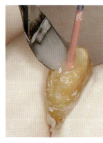

図㉓　スーパーボンド®を足りないところに上からも補充

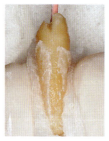

図㉔　頰舌にはみ出したスーパーボンド®は、水綿球ですばやくきれいに除去する

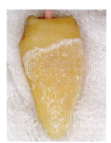

図㉕　近遠心の健康な歯根膜はこんなに残っている。抜歯してしまうのは忍びない

症例6

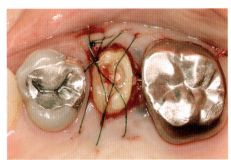

図❷ 残根状態に近い歯は、クロスに縫合して固定することが多い。糸がずれないように歯の角にバーで凹みを入れておく

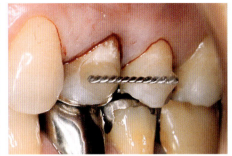

図❷ 筆者は、歯冠が残っている歯の再植後の固定は、0.9mmツイストワイヤーとスーパーボンド®を好んで使っている。原則1ヵ月間、しっかり固定できればどんな方法でもよい

で治療が終了する。その後、1週間後に咬合のチェックと、必要ならば追加の咬合調整を行う。その後は定期的に歯周組織検査、咬合、動揺、X線診査を行い経過観察していく。

根管治療であるが、筆者は、術前に根管拡大により、古い管根充塡材と感染象牙質の除去をできるだけ行い、術中に口腔外で根管内の起炎物質と思われる部位をすべて除去するのに時間がかからないように準備しておく。簡単に根管充塡できる場合は、術中に済ませることもある。また、起炎物質と感染象牙質の除去後に根尖孔が大きく開き、再植後に通常の根管充塡が困難になると思われる場合は、術中に逆根管充塡しておく。何らかの理由でクラウンとコアが除去できない歯の根尖病変の治療で再植する場合も、逆根管充塡するしかない。

逆根管充塡の材料は、ガッタパーチャポイントとシーラー、スーパーボンド®、MTAなどである。筆者は、再植時の逆根管充塡では、根尖孔が小さい場合はガッタパーチャポイントとセメント系シーラーを使い、根尖孔が大きい場合はスーパーボンド®で気泡が入らないように封鎖しているが、象牙質表面処理剤のクエン酸が歯根膜に付かないように細心の注意が必要である。一方、歯根端切除の逆根管充塡では、操作性の面と接着封鎖の信頼性から、スーパーボンド®を使用している。

【参考文献】
1）Andreasen JO, 月星光博（監訳）：カラーアトラス歯牙の再植と移植の治療学．クインテッセンス出版，東京，1993．
2）下野正基, 飯島国好（編）：治癒の病理（臨床編 第3巻）—歯の移植・再植 歯根膜をいかす．医歯薬出版，東京，1995．
3）下地 勲：歯根膜による再生治療—インプラントを考える前に．医歯薬出版，東京，2009．
4）新井俊樹：総合治療における自家歯牙移植，再植の生かし方．デンタルダイヤモンド，31（3）：31-54，2006．
5）塚原宏泰：抜歯する前に考える意図的再植．日本歯科評論，72（11），2012．
6）眞坂信夫：臨床の達人5 眞坂信夫 〜接着臨床を究める〜．デンタルダイヤモンド社，東京，2010．

第1章 移植・再植のベーシックテクニック

歯根破折と難治性の根尖病変に対し意図的再植で対応した症例

石川福太郎 *Fukutaro ISHIKAWA*
東京都・塚原デンタルクリニック／千葉県・行徳TM歯科

塚原宏泰 *Hiroyasu TSUKAHARA*
東京都・塚原デンタルクリニック

症例

患者：33歳、女性
初診：2014年6月
主訴：⏌1歯肉の腫脹と疼痛。

患者背景

主訴の⏌1は、当院に来院される約1年前にメタルコアごと脱離し、近医を受診。歯根破折と大きな根尖病変があることから抜歯の方針となったが、当時妊娠中であったため、抜歯は行わず脱離した冠を戻すのみとなっていた。

当院受診前に2つの歯科医院を受診し、どちらの医院でも抜歯してインプラントの方針を提示されていた（図1、2）。

治療計画

補綴物を除去すると、唇側は歯肉縁下6mmまで歯質の破折が及んでおり、生物学的幅径を侵していた（図3）。

根尖病変に対しては、通常の根管治療を行ったところ、サイナストラクトは消失したが、病巣の治癒傾向は認められず、根管側枝の存在もしくは歯根嚢胞が疑われた（図4）。

この歯根破折と根尖病変への対応として、以下の処置方針を検討した。

1. ⏌1を保存困難と判断し抜歯をする場合
①1②ブリッジ
　利点：抜歯以外の外科処置の必要がなく、比較的短期間で治療が完了する。
　欠点：両隣在歯の切削が必要。
　　　　　抜歯後歯周組織が萎縮し陥凹することが予想される。

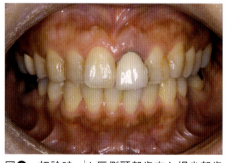

図❶　初診時。⏌1唇側頸部歯肉と根尖部歯肉にサイナストラクトを認めた。プロービングデプスは唇側中央で6mm（2014年6月）

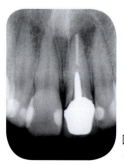

図❷　初診時。根尖に透過像を認めた（2014年6月）

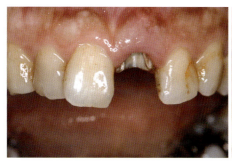
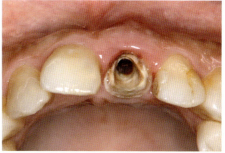

図❸　補綴物除去時。唇側歯肉縁下に及ぶ破折が認められる

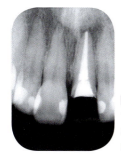

図❹　サイナストラクトは消失したが、根尖に透過像が認められる

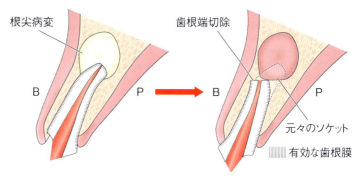

図❺　唇舌的に180°回転させての再植。同じ向きでソケットに戻す場合と比べ、歯質と歯根膜を有効に利用でき、全周にフェルールを得やすい

抜歯してインプラント治療
　利点：両隣在歯の切削は必要なく、欠損部のみで治療が完結する。
　欠点：術後の審美性を考慮した手術と、その後のティッシュマネジメントが必要。

2．⌊1を保存する場合

矯正的挺出・歯冠延長術
　利点：抜歯が不要で歯根膜の損傷がない。
　欠点：歯頸線の調和が得づらい。
　　　　根尖病変へのアプローチができない。

歯根端切除
　利点：抜歯をせずに明視下で根尖の切除が可能。
　欠点：生物学的幅径の回復はできない。

意図的再植（外科的挺出）
　利点：歯頸線を維持したまま生物学的幅径の回復が可能。
　　　　明視下での根尖の切除が可能。
　欠点：一度抜歯を行うことによる歯根膜へのダメージと歯根破折のリスクが考えられる。

　本症例では、歯根破折は頬側歯肉縁下6mm程度にとどまっており、健全な歯質と有効な歯根膜が十分であるため保存可能と判断し、生物学的幅径の回復と根尖の処置を同時に行うことのできる意図的再植を選択した。
　また、健全な歯質と歯根膜を有効に利用するために、唇舌的に180°回転させた意図的再植を計画した（図5）。

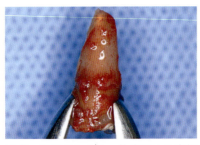
図❻ 抜歯された|1。抜歯による歯根膜の大きな損傷は認めない

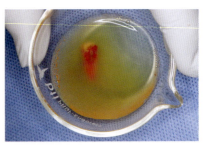
図❼ PRGF-ENDORET®から得られた多増殖因子血漿

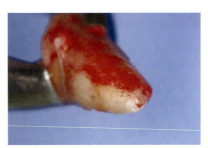
図❽ |1根尖

治療経過

抜歯は歯根膜と周囲歯肉を損傷しないよう鉗子のみで慎重に行った（図6）。

抜歯窩の炎症性肉芽を鋭匙を用いて搔爬した。

抜歯した|1は、歯根膜を乾燥させないようにPRGF-ENDORET®から得られた多増殖因子血漿に浸し保存した（図7）。

|1根尖部にはあきらかな根尖側枝は認められなかったが、感染していると思われる根尖約2mmを切除した（図8）。

唇舌的に180°回転させ、再植した。その後、縫合糸のみで固定した（図9、10）。

術後約8ヵ月、セラミッククラウンをセットした。X線写真上で根尖の透過像は消失している（図11）。

術後約2年半、生理的な動揺を認め、付着も問題なく安定している。不快症状もない。デンタルX線写真では歯根吸収像はなく、歯根膜空隙と歯槽硬線を確認できた（図12、13）。

考察

本症例では、歯根破折と難治性の根尖病変を認めることから、保存的な治療には条件が厳しいようにも思えた。しかし、歯根破折は唇側の歯肉縁下6mmにとどまり、切除する根尖の範囲を差し引いても、有効な歯根膜と健全歯質の量は十分であると判断した。患者の年齢は33歳と若いため、保存的に治療できたことは有効であったと考えている。

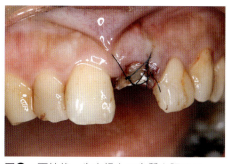
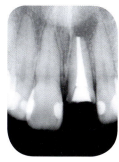

図❾　再植後。歯肉縁上に歯質を認める

図❿　再植直後。根尖が切除され、少し浅めに再植されているのがわかる

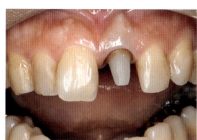
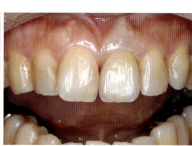
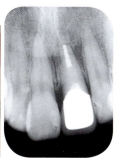

図⓫　術後8ヵ月。セラミッククラウンセット時。全周にフェルールを確保し、歯頸線の調和もとれている。歯肉の腫脹は消失し、デンタルX線写真では、根尖透過像は消失している

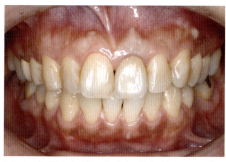
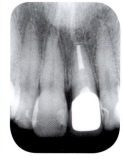

図⓬　術後2年半。歯肉退縮などのトラブルはなく、経過は良好である

図⓭　術後2年半。根尖の透過像は消失し、骨梁が確認できる。歯根全周に歯槽硬線と歯根膜腔がみられ、歯根の吸収像は認めない

7 難治性の根尖病変を意図的再植で対応した症例

第1章　移植・再植のベーシックテクニック

福田哲嗣 *Tetsuji FUKUDA*
東京都・福田歯科医院

症例報告

1. 患者概要

54歳、女性。専業主婦。趣味、水墨画。性格、真面目。全身状態に特記事項はなし。非喫煙者。2001年5月、「健診希望」で来院された。症状はなかったが、デンタルX線写真（図1）にて4｜の根尖に骨透過像が認められたため、説明したのち、治療することになった。

2. 診査・診断

1）旧補綴物の状態

4～6｜のファセット（図2）や、補綴物の穿孔から、ブラキシズムによる歯根のマイクロクラックによる骨透過像の可能性も考えたが、歯周ポケットがないため、根尖性歯周炎の可能性が高いと思われる。

2）根の状態

打診なし。デンタルX線写真（図1）では一根管にみえる。通法により感染根管処置を施せば根尖病変は治癒すると思われた。

3）コアの状態

デンタルX線写真にて、4｜は脆弱なスクリューポストが確認でき、コアの除去は容易に思える。

3. 治療計画

1）コアの除去

感染根管治療はコアの除去方法がポイントで、歯牙を傷めないようにコアを除去しなければならない。4｜の全部鋳造冠を除去バーで撤去し、スクリューポストに超音波スケーラーで振動を加え、セメントと歯面との接着面の破壊を行い、ポストがゆるくなったら静かにネジ頭を反時計回りにして撤去する。

2）感染根管処置

通法により行う。

4. 治療経過

初診時のデンタルX線写真（図1）にて4｜に骨透過像が認められたため、同年8月より通法通り根管治療を行った。しかし、2ヵ月経った10月になっても根管内の臭気が消えない。確認の偏心投影のデンタルX線写真（図3）にて複根（舌側根）が認められたため、再感染根管治療を開始した。ちなみに、赤井[2]によると下顎第1小臼歯は95％が単根管で、複根は5％とのことである。

根を確認し、感染根管処置をしたが、なお根管内の臭気が消えない。そうなると、根尖側にマイクロクラックや、慢性的根尖病変にありがちな根尖孔外の歯石様沈着物、複根など何らかの原因があることが考えられる。通常このような根尖病変を外科的に確認、除去する術式として、歯根端切除術が一般的だが、オトガイ孔神経の存在、根尖の確実な明示（歯根端切除は頬側の骨を開窓してアプローチする性質上、舌側部根面の性状がわかりづらいと筆者は感じている）、外科手術時間の短縮、創部瘢痕が歯肉粘膜に残る可能性などを鑑みて、意図的再植を選択した。

同年12月よりジグリングを開始した（図4）。

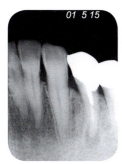
図❶ 初診時のデンタルX線写真。4に骨透過像があり、1根管にみえる。打診（−）、ポケット（−）

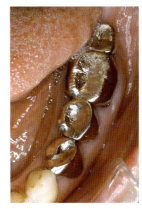
図❷ 初診時の左下咬合面観。4〜6にファセット、5にクラウンの穿孔、5 6の近心舌側隅角に皺壁[1]が認められる

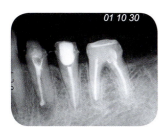
図❸ 根治開始より2ヵ月後のデンタルX線写真。偏心投影で2根管と判明した

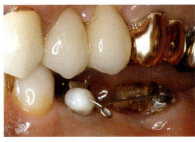
図❹ ジグリング開始（参考症例）

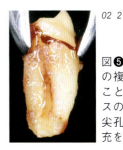
図❺ 再植歯。4の複根は5％とのこと。ビタペックスの溢出のない根尖孔を発見。逆根充を試みる

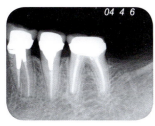
図❻ 術後2年2ヵ月のデンタルX線写真。術後2年2ヵ月のデンタルX線写真。前医の根治をなぞっての疑根管形成と逆根管充填材のすれちがいがよくわかる

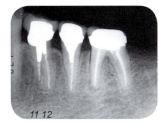
図❼ 術後9年10ヵ月のデンタルX線写真。臨床症状なし。骨透過像も認められない

2ヵ月近くジグリングをした後、2002年2月に再植（図5）を行った。根尖にビタペックスの溢出のない孔を発見。逆根充を試みる。どうやら頬側根は前医がパーフォレーションしていたようだ。口腔外時間の短縮と歯根膜の乾燥に気にとられたため、逆根管治療の拡大が足りなかったかもしれない。

術後の経過は良好である。（図6、7）。

 症例を振り返って

本項のケースは後手後手にまわるケースだが、読者の参考になればと思い供覧した。下顎第1小臼歯は1根管と思い込み、途中で2根管の存在に気づき処置をしたものの、それでも根管内臭気が消えず、三度目の正直の失敗が許されない局面で術式を選択するにあたって、上記したような理由はあるが、術式に慣れがある意図的再植を選択せざるを得なかったのが正直なところだ。患者にすれば、症状もない歯の治療を筆者の指摘で始めたのはよいが、いっこうに治療が終わる気配がなく、最後は外科処置になってしまい冷汗三斗のケースだ。術後10年近く懲りずに来院してくれた患者に感謝を申し上げたい。

【参考文献】
1）押見 一：線を引かない歯科臨床．第1版，医歯薬出版，東京．2016：199-201．
2）赤井三千男：歯科解剖学入門．第1版，医歯薬出版，東京，1990：67．

第1章　移植・再植のベーシックテクニック

外傷歯の再植

福田哲嗣 *Tetsuji FUKUDA*
東京都・福田歯科医院

症例報告

1．患者概要

13歳、男子、中学生。2002年3月3日（日）、夜8時来院（当院は自宅兼診療所なので、時間外、休日診療はときどきある）。

上り階段で足を踏みはずし、前歯部を強打し、1|完全脱落とのこと（電話にて）。脱落した1|は、水洗せず、乾燥させないように口腔内（舌下）に入れて来院するよう指示。

2．診査・診断

受傷後30分で来院。屋内での受傷のため、汚れが少ない。根尖に破折は認められず、再植歯としての条件はよいと思われた（図1）。

3．治療経過

オーバーバイト、オーバージェットの量が大きく、下顎前歯部が切歯乳頭部で咬合しているために、整復位置の見極めが難しかった。通常なら両隣在歯、対合歯、抜歯窩形態、術前写真、X線写真などを参考に整復を図るが、初診の患者でもあり、参考にできるのが抜歯窩形態しかなかった。慎重に手指の感覚で抜歯窩の「おさまり」のよいところを探し、整復後、エナメルボンディング法でT-FIXした。

1ヵ月後、T-FIXを除去した（図2）。氷にて歯髄診断したところ、1|1 2 3ともにvital（＋）だったため様子をみていた。しかし、術後3ヵ月で根尖に吸収像が認められたため（図3）水酸化カルシウム製剤、ビタペックス®にて仮根充処置を施した（図4）。10ヵ月後、根尖に骨再生が認められたため、ガッタパーチャポイントで根充をした（図5）。

術後11ヵ月、予後良好と思われる（図6）。

症例を振り返って

外傷歯の再植の難しさは、初診患者であることが多く、術前の状態がわからない場合が多いことである。

参考症例はサッカーの部活中の受傷症例だが、

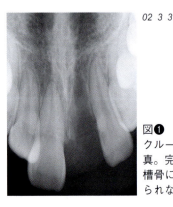

図❶　初診時のオクルーザルX線写真。完全脱臼。歯槽骨に異常は認められない

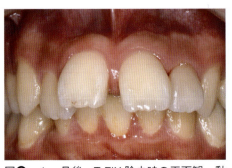

図❷　1ヵ月後、T-FIX除去時の正面観。動揺・歯の変色などは認められない

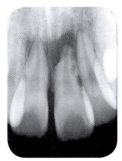 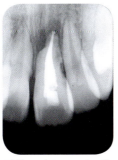 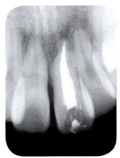 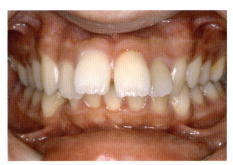

図❸ 3ヵ月後、根尖に吸収像が認められた

図❹ ビタペックス®にて仮根充した

図❺ 10ヵ月後、ガッタパーチャポイントで根充した。根尖の骨吸収像も小さくなっている

図❻ 術後11ヵ月。予後は良好と思われる

参考症例（福田哲嗣）

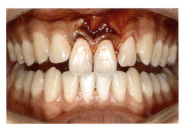 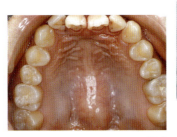 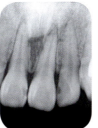 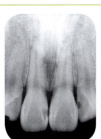

図❼ サッカー部の活中の受傷

図❽ 術前の咬合面観。1|1が口蓋側へ大きく転位してきた

図❾ 術前。歯槽骨骨折が認められる

図❿ 術後。対合歯、両隣在歯、歯槽骨、歯槽骨骨折線などを参考に整復した

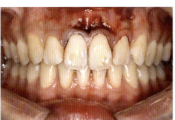 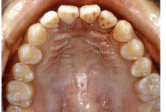 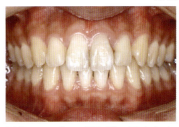

図⓫ 整復後

図⓬ 2 1|1 は電気診に反応なく、経過観察としたが、リコールには応じなかった

歯槽骨骨折を伴って、歯が半脱臼している（図7〜9）。やはり、かかりつけの患者ではなかったので、参考になる術前の写真などはなかったが、歯槽骨折線を合わせることや、歯列から推測し、受傷前は正常咬合と思われ、対合歯である下顎前歯部と咬頭嵌合位で嵌合させること、両隣在歯とコンタクトさせることで、それなりに理想的な位置に整復できたように思う（図10〜12）。

筆者は開業医なので、大病院のように外科的再植のケースが頻繁にあるわけではない。通常の意図的な再植の場合なら心づもりも十分に施術に臨めるが、外傷による再植は、施術するまでの歯の保存状態も含め、未確認要素が大きい。さらに本項の症例は過蓋咬合で上顎前歯部の空隙が大きかったため、隣接歯とのコンタクトもなく、整復固定の位置決めが難しかった。反面、上顎前突だったため、衝撃により脱臼しやすく、条件のよい再植歯になったとも考えられる。翻って考えると、心づもり十分な戦略的意図的再植はかなりの確率で成功できるといえるかもしれない。

筆者は歯の移植、再植を日常臨床に取り入れていたおかげで、突発的な外傷による歯の再植にも比較的落ち着いて対応することができたように思う。

column 根未完成歯の移植　25年経過症例

東京都・近藤歯科クリニック　近藤寿哉 *Toshiya KONDO*

患者、術者ともに年齢は20歳代であった。その後、四半世紀経過した現在でも、移植した歯が問題なく機能している症例である。現在もそうであるが、抜歯窩の消毒などは行わなかった。また、根管治療もしていない。根未完成歯ということもあり、経過観察していたら歯髄腔が消失していき、病巣もできなかったため経過をみた。結果として咬合面に触れずにすんだので天然歯のようである。

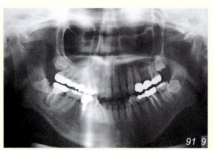

図❶　患者は22歳、女性、会社員。移植直前。7̄に骨縁下う蝕と根尖病巣があり、根管治療をするか抜歯して移植するか迷った

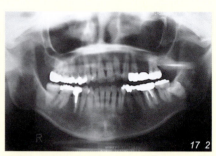

図❷　術後25年経過。仮に7̄を残し、8̄の埋伏歯を抜歯していたら、結果はどうだったのだろうか

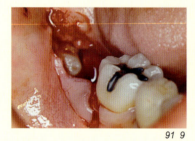

図❸　7̄の抜歯直後。8̄の埋伏歯が見える

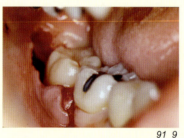

図❹　8̄を注意深く抜歯し、7̄の抜歯窩に移植。その後、縫合糸のみで固定した

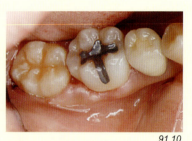

図❺　移植後約1ヵ月経過。少し動揺はあるが異常なく生着した

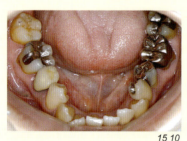

図❻　移植後24年経過の下顎咬合面観。歯周ポケットは全周3mm以内である

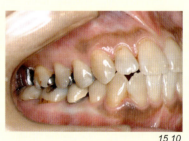

図❼　移植後24年経過の側方面観。他の天然歯同様に咬合しており、癒着もなく感覚も同じとのこと

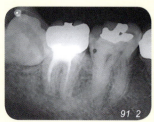

図❽　移植の半年ほど前。このときの患者の主訴はう蝕処置であった

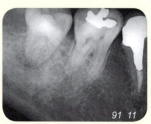

図❾　移植後約1ヵ月半経過。きれいに収まり治癒してきている

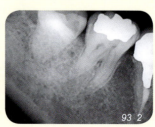

図❿　移植後約1年半経過。歯髄腔が消失してしまった

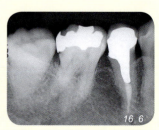

図⓫　移植後約24年半経過。歯根膜腔は正常で生理的動揺もある。しかし歯髄反応はない

第2章

移植・再植の際におさえておきたい基礎知識

第 2 章　移植・再植の際におさえておきたい基礎知識

移植・再植に際して知っておきたい解剖

宮原宇将 *Takayuki MIYAHARA*
東京医科歯科大学　大学院医歯学総合研究科　医歯学系専攻　口腔機能再構築学講座　インプラント・口腔再生医学分野

本項では、移植・再植に際して知っておきたい解剖学について図を交えながら説明する。

解剖

1. 歯と歯周組織

1) 歯の構造（図1、2）

①エナメル質

上皮に由来するエナメル器のエナメル芽細胞よりつくられる外胚葉性の硬組織であり、人体の中で最も硬い（Mohs硬度 6～7°）。

成熟エナメル質の化学組成は重量比で約95%無機質（リン酸カルシウム、ほとんどすべてがヒドロキシアパタイト）、2%の有機質、3%の水分からなる。

②象牙質

中胚葉性の歯乳頭から形成される象牙質は歯の大部分を占める（Mohs硬度 約5°）。成熟象牙質の化学組成は、重量比で約70%無機質、20%の有機質、10%の水分からなる。

③歯髄

歯乳頭に由来し、その機能として、象牙質の形成、象牙質への栄養供給、歯（象牙質）の知覚、歯髄自身の防御反応などが挙げられる。細動脈が根尖孔から歯髄内に入り象牙芽細胞層で血管網を形成する。

④セメント質

中胚葉性の歯小囊の細胞から形成される。栄養は歯根膜側から供給されている。構造として細胞

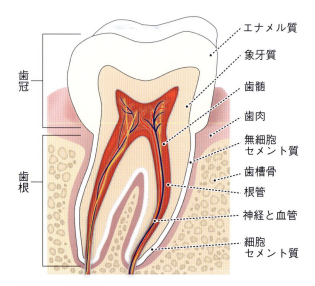

図❶　歯の解剖図

間質と少数のセメント細胞からなる石灰化組織である（Mohs硬度 4～5°）。セメント質の厚さは歯種、部位、年齢、炎症の有無により異なる。

構造的に原生セメント質と第二セメント質の2種類に分類される。一般的にセメントエナメル境では20～50μm程度であり、根尖にいくに従い、厚くなる。多根歯の根分岐部では150～200μm程度である。セメント質の化学組成は、重量比で約65%の無機質、23%の有機質、12%の水分からなる。

1) 歯周組織図

歯肉、歯槽骨、歯根膜、セメント質をあわせて歯周組織という。

①歯肉

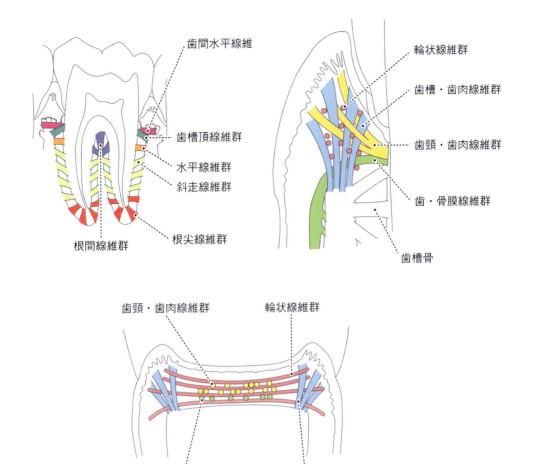

図❷　歯根膜の拡大図

付着歯肉、乳頭歯肉、遊離歯肉に分類される。

②**歯槽骨**

歯槽骨は、固有歯槽骨と支持歯槽骨に分類される。そして歯槽窩、槽間中隔、根間中隔に分類される。

③**歯根膜**

歯小囊の細胞に由来し、歯槽骨とセメント質の間に介在する。歯根周囲を包み込む、厚さ約100〜400μm程度の線維性結合組織により歯を顎骨内に固定するとともに、咬合力や外力などのメカニカルストレスが直接顎骨に加わらないように緩衝する役割も果たしている。咀嚼圧の強い歯の歯根膜は広くなり、機能していない歯では狭くなる。歯根膜は、セメント質と歯槽骨という2つの石灰化組織の間に存在する非石灰化組織であり、健全な生理的状態においては石灰化しない。このことから、歯根膜組織には石灰化を制御する何かしらの機構があることが推測されている。

歯根膜に存在する線維芽細胞を培養し、その培養上清を骨芽細胞の培養系に添加すると、石灰化の抑制が起こることが知られている。このことは、歯根膜細胞が石灰化の抑制因子を産生していることを示唆している[5]。

また、血管、神経も存在しており、種々の外的刺激を感受する感覚装置(圧覚、痛覚)としての役割および歯周組織の恒常性維持の役割も担っている。歯根膜線維の成分として、I型コラーゲン(約90%)、Ⅲ型コラーゲン(約10%)、V型コラーゲ

ン（わずか）からなる。また、歯根膜線維の両端はシャーピー線維となり、歯槽骨とセメント質に埋入し、さまざまな方向からのメカニカルストレスに対応すべく機能配列している（歯槽頂線維群、水平線維群、斜走線維群、根尖線維群、根間線維群：**図2**）。

歯根膜の細胞成分には、線維芽細胞、セメント芽細胞、骨芽細胞、破骨細胞、未分化間葉細胞、上皮細胞（マラッセの上皮遺残由来）があり、歯根膜全体として多様な間葉系細胞と上皮系細胞が混在する細胞集団を成している[6]。

Boyko GAらは、イヌを用いて下記の実験を行った[17]。抜歯した根面の歯根膜組織を剥離し、歯根膜細胞を培養し、増殖させた。

次に、顎骨に穴を開け移植窩を形成し、そこに培養した歯根膜細胞を付着させた歯根（グループ1）、あるいは歯根膜細胞を付着させない歯根（グループ2）を埋入した。グループ1では歯根周囲の一部にセメント質と歯根膜様組織が形成された。しかしながら、グループ2では歯根周囲の一部が吸収し、顎骨と骨性癒着しており、歯根周囲にセメント質と歯根膜様組織は観察されなかった。

このことから、ドナー歯は歯根膜を傷つけないように抜歯しなければならないと考えられる。歯根膜の線維芽細胞は、他の皮膚や歯肉の線維芽細胞と比較し、コラーゲンの合成・分解能の活性が非常に高い。Seoらは、歯根膜細胞には多分化能をもつ幹細胞が存在すると報告している[15]。

また、歯根膜の未分化間葉細胞は、状況に応じて線維芽細胞、骨芽細胞、セメント芽細胞に分化することが知られており[16]、歯の移植／再植時に移植／再植歯が生着する重要な役割を担っていると考えられている。このように歯根膜は、特異的で多能的性質を示し、歯周組織再生医療において最注目されている組織の一つである。

④ **セメント質**

前述の歯の構造参照。

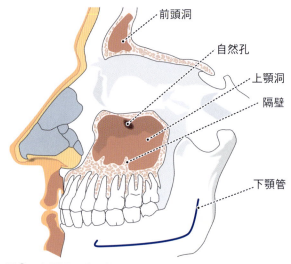

図3 上顎洞と歯の位置

2．顎骨

骨は皮質骨と海綿骨に区分される。歯根周囲の歯槽骨は、歯根を包み込む固有歯槽骨（歯根膜を介して直接、咬合力を受ける）と外壁を成す皮質骨と内部の海綿骨を合わせた支持歯槽骨から構成される。固有歯槽骨はさらに歯根膜主線維の一端がシャーピー線維として埋入する束板骨とハバース層板とから構成されている。また、ReckholmとZarbは臨床的骨質について4つに分類し、抜歯後の骨形態として5つに分類している。またMischはハンスフィールド値により4つに分類（D1：>1,250、D2：850〜1,250、D3：350〜850、D4：150〜350）している。

1）上顎骨

上顎臼歯部上方には、上顎洞が存在する。上顎洞は一般的に第1小臼歯近心側から第3大臼歯遠心側まで広がっている。上顎洞底は第1大臼歯、第2大臼歯付近で最下方へ下がるため、大臼歯の根尖付近は近接する（**図3**）。

上顎洞粘膜は多列繊毛上皮で構成されている。また、上顎洞内に隔壁が存在することがある。この隔壁があることにより時に移植が難しいことがある。Orhanらは中隔壁の存在を58%と報告し

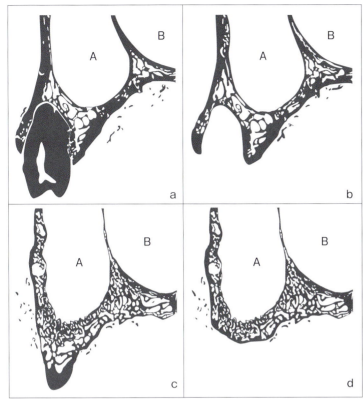

A：上顎洞　B：鼻腔　a：有歯顎　b、c、d：無歯顎
図❹　上顎。抜歯後の形態変化

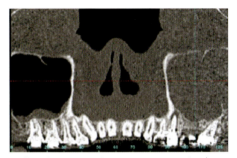

図❺　左側上顎洞炎を認める。原因歯は|4

ている[12]。また、Kimらは上顎洞内の部位により25.4％近心部、50.8％中間部位、23.7％遠心部と報告している[11]。

2）下顎骨

下顎骨は、咀嚼筋の停止部である下顎枝と下顎体から構成されている。下顎体は馬蹄形を成し、歯槽部と基底部に区分される。下顎骨外側面の下顎体のほぼ中央の高さで、第2小臼歯部根尖部下方付近にはオトガイ孔がある。また、副オトガイ孔の発現頻度は2〜7％と報告されている[4]。

下顎骨に移植するときには、下顎管の走行およびオトガイ孔開口部付近に注意する必要がある。移植床を形成するにあたり、粘膜切開、剥離時にオトガイ神経を損傷しないように、また、移植床形成時に下顎管を損傷しないように注意が必要である。歯周病などにより垂直的骨吸収が進んだ部位に移植する場合には、術前にCTを撮影し、状況によっては下顎管までの距離を精査する必要がある。

抜歯後の構造変化

1．上顎骨

上顎骨は唇側から吸収が起こり、歯槽突起の吸収とともに口蓋突起も菲薄化する（図4）。

抜歯後時間が長く経っていると、臼歯部では上顎洞の含気化が起こり、上顎洞直下の歯槽骨は薄くなり、移植歯の初期固定の条件は悪くなる。また、根尖性歯周炎があるときは根尖部周囲歯槽骨と上顎洞と交通していることがあり、そのような場合は上顎洞炎をひき起こしていることがある（図5）。そのため、歯の移植／再植する場合は、状況によっては術前にCTを撮影し精査する必要がある。

CT撮影時には、照射範囲に注意する必要があ

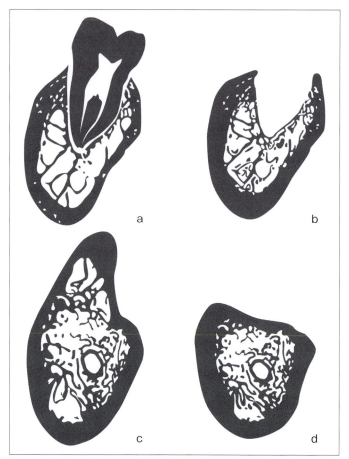

図❻ 下顎。抜歯後の経時的形態変化

る。自然孔まで入るように照射範囲を設定する必要がある。また、上顎洞内の炎症（疾患別）として、慢性副鼻腔炎、好酸球性副鼻腔炎、副鼻腔真菌症が挙げられる。

2．下顎骨

抜歯後、長期間経過すると、外部形態や内部構造に変化が生じる。舌側前歯部ではオトガイ棘の位置まで吸収し、頰側臼歯部では外斜線に沿ってオトガイ孔の位置まで吸収する。また、舌側臼歯部では顎舌骨筋線まで吸収する（**図6**）。

3．文献編

文献による、抜歯後の構造変化をいくつか紹介する。

Araújoらは、抜歯後の歯槽骨の変化について犬の下顎骨を用いて実験を行い報告している[13]。抜歯後観察期間を1、2、4、8週とし頰側骨と舌側骨の吸収の仕方を歯槽頂から1㎜、3㎜、5㎜の位置について組織学的に評価している。4週後には束板骨は観察されなかったとある。また全観察期間において頰側骨のほうが舌側骨よりも吸収しており、歯槽頂より5㎜部位の歯槽骨幅が一番あったと述べている。

一方、Schroppらはヒト臼歯部の抜歯後の顎骨変化を報告している。被験者は46人（男性15人、女性31人、平均年齢：45歳、20～73歳）、部位は小臼歯（上顎11例、下顎10例）、大臼歯（上顎9例、下顎16例）を対象としている。観察期間は3、6、12ヵ月の抜歯後の変化を報告している（Schropp et al. 2003[18]）。それによると、抜歯後の顎堤幅は観察期間中で50％になり、その変化の約2/3が最初の3ヵ月に起こり、6〜12ヵ月ではリモデリングが起こり、3〜12ヵ月では、ほとんど形態は変わらなかったと述べている。

また、Chappuis らはヒト前歯部抜歯後の顎骨変化を報告している。被験者は39人（男性 21人、女性18人、平均年齢：45.8＋12.6歳、21〜69歳）であり、そのうち非喫煙者は33人、3人は軽度の喫煙者（10本以下／日）、重度喫煙者は3人であった。部位は29本が中切歯、8本が側切歯、2本が犬歯であった。観察期間8週後において1㎜以下の薄い頬側の骨（束板骨を指している）は骨吸収が著しかった。一方で1㎜以上の場合、上記観察期間ではあまり変化がみられなかったと述べている[10]。

歯の移植においては、ドナー歯と移植床のマッチングが大切である。

抜歯することにより顎骨は骨吸収を起こす。残根であっても、炎症反応がなければ、治療計画を立案してから抜歯することが望ましいといえる。

顎骨は抜歯により外部構造、内部構造に変化が起こる。抜歯後、長期間経過している場合は、より顕著である。解剖の知識と外科の技術、患者の協力が移植／再植歯の残存率に影響を与える。診査・診断を慎重に行い、処置に臨みたい。

【参考文献】

1) 相山誉夫，他：口腔の発生と組織　第2版．南山堂，東京，1998：21-83.
2) 藤田恒太郎，他：歯の解剖学　第22版．金原出版，東京，1995.
3) 赤川安正，松浦正朗，矢谷博文，渡邉文彦：よくわかる　口腔インプラント学 第1版．医歯薬出版，東京，2005：23-36.
4) 吉田和史，他：パノラマ画像における副オトガイ孔の観察：擬似パノラマ画像を用いた乾燥下顎骨の検討．日口腔インプラント誌，26（3）：418-424, 2013.
5) 春日井昇平：歯根膜組織の特性と歯周組織の再生．炎症・再生，23（1）：34-38, 2003.
6) 山本俊郎，金村成智：総説　歯周病と歯根膜．京府医大誌，119（7）：457-465, 2010.
7) 川崎堅三（訳）：Ten Cate 口腔組織学　第5版．医歯薬出版，東京，2001：317-359.
8) Bartold PM, Shi S, Gronthos S: Stem cells and periodontal regeneration. Periodontology 2000, 40: 164-172, 2006.
9) Misch CE: Density of bone: effect on treatment plans, surgical approach, healing, and progressive boen loading. Int J Oral Implantol, 6(2)：23-31, 1990.
10) Chappuis V, Engel O, Reyes M, Shahim K, Nolte LP, Buser D: Ridge alterations post-extraction in the esthetic zone: a 3D analysis with CBCT. J Dent Res, 92: 195S-201S, 2013.
11) Kim MJ, Jung UW, Kim CS, Kim KD, Choi SH, Kim CK, Cho KS: Maxillary sinus septa: prevalence, height, location, and morphology. A reformatted computed tomography scan analysis. J Periodontol, 77: 903-908, 2006.
12) Orhan K, Kusakci Seker B, Aksoy S, Bayindir H, Berberoǧlu A, Seker E: Cone beam CT evaluation of maxillary sinus septa prevalence, height, location and morphology in children and an adult population. Med Princ Pract, 22: 47-53, 2013.
13) Araújo MG, Sukekava F, Wennström JL, Lindhe J: Ridge alterations following implant placement in fresh extraction sockets: an experimental study in the dog. J Clin Periodontol, 32：645-652, 2005.
14) Guo J, Weng J, Rong Q, Zhang X, Zhu S, Huang D, Li X, Chen S: Investigation of multipotent postnatal stem cells from human maxillary sinus membrane. Sci Rep, Jun 29 (5)：11660, 2015.
15) Seo BM, Miura M, Gronthos S, Bartold PM, Batouli S, Brahim J, Young M, Robey PG, Wang CY, Shi S: Investigation of multipotent postnatal stem cells from human periodontal ligament. Lancet, Jul 10-16; 364（9429）：149-155, 2004.
16) Chalisserry EP, Nam SY, Park SH, Anil S: Therapeutic potential of dental stem cells. J Tissue Eng, May 23; 8: 2041731417702531, 2017.
17) Boyko GA, Melcher AH, Brunette DM: Formation of new periodontal ligament by periodontal ligament cells implanted in vivo after culture in vitro. A preliminary study of transplanted roots in the dog. J Periodontal, Res,16: 73-88, 1981.
18) Schropp L, Wenzel A, Kostopoulos L, Karring T: Bone healing and soft tissue contour changes following single-tooth extraction: a clinical and radiographic 12-month prospective study. Int J Periodontics Restorative Dent, 23: 313-323, 2003.

第2章 移植・再植の際におさえておきたい基礎知識

天然歯を残す！
歯根膜を残す！

井上 孝 *Takashi INOUE*
東京歯科大学　臨床検査病理学講座

はじめに

　1980年代から、歯の喪失部の補綴治療の注目がインプラントに移ってきた。しかし、インプラントは非自己を生体内に応用し、非自己が内部環境と外部環境を貫通して機能回復を期待するものである。組織再生という観点からすれば、天然歯を使う自家移植が、よりよい補綴法であるといっても過言ではない（図1）。この自家歯牙移植に関しては、古くから臨床的かつ基礎的に多くの論文があるが、今回は、改めて自家歯牙移植に焦点をあて、筆者の研究結果から病態的に考える。

歯の移植の病態

　移植（Transplantation）は、生きた組織を他の部位に移し再び機能させることを、インプラント（Implant）は、人工材品または死んだ組織を生体内で機能させることをいう。病理学総論では、移植は、移植片に存在する細胞組織と移植先の母組織の細胞組織の反応、インプラントは、細胞のない非自己に対するインプラント先の母組織の細胞の反応で、いずれも進行性病変に分類される。

　進行性病変とは、代謝機能の亢進に伴う生体の形態および機能の変化が起こることと定義づけられ、組織の量的増加（生長）と機能的特殊化（分化）といえる。つまり、歯の移植の病態は、移植する歯に付着する歯根膜と、移植先となる歯槽骨由来の細胞が生長と分化を起こし、歯槽骨－歯根膜－セメント質の恒常性を回復させることである（図1）。さらに、外界を封鎖するという意味で、移植先の口腔粘膜上皮と移植歯のエナメル質との間に付着上皮の再生が起こることも重要な意義をもつ。

恒常性の維持、そして破壊と回復

　生体の組織は、連続性を保ち、形作られている。そして外界との境には生体を被覆する「上皮」が存在し、外界からの種々なる刺激を防御している。この組織の連続状態と上皮による被覆が生体の恒常性を支えている。たとえば、粘膜・歯槽骨・歯を含む顎骨の断面を考えてみると、粘膜上皮と上皮下結合組織の間には基底膜があり、上皮下結合組織と骨とは骨膜が、さらに歯槽骨と歯の結合は歯根膜という血管結合組織により連続性が保たれている。エナメル質も付着上皮との間で、強固な連続性を保っている（図2）。

　翻って、上皮が断裂し、生体の組織連続性が断たれると、そこは細菌の侵入門戸となり、病態となる。歯周病では、エナメル質と付着上皮の断裂から、生体内部組織であるセメント質が露出し、歯肉結合組織や歯槽骨に炎症が及ぶ。歯周外科により、抗原性物質を除去し、きれいに縫合したとしても、エナメル質と付着上皮が再生されることはなく、常にセメント質という生体内部組織が出ている状態で、恒常性の維持が回復したとはいえない（図3）。歯周病の治療として使われるエム

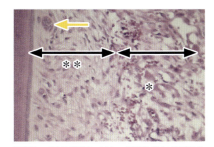

図❶ 歯の移植では、移植歯に付着する歯根膜（＊＊）の増殖と母床骨からの肉芽組織（＊）により治癒が起こる。歯根膜の恒常性の維持を保つのは、移植歯歯根膜内に残るマラッセの上皮遺残（矢印）である

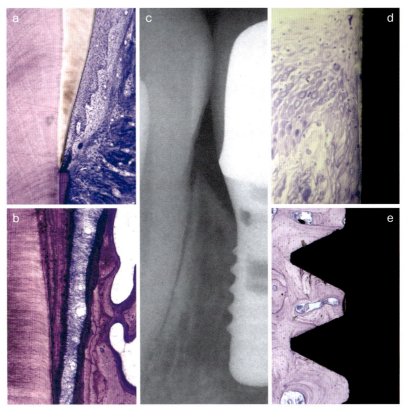

図❷ 天然歯付着上皮（a）と天然歯歯根膜（b）、インプラント周囲上皮（d）と骨結合（e）の研磨標本（イヌ実験：トルイジンブルー染色標本）。cはヒトの口腔内X線写真

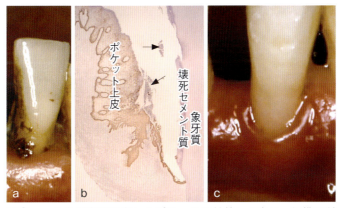

図❸ a：歯周病に罹患したプラークの付着した歯は、組織の断裂が起こり、外部環境から細菌などの侵入が起こる。b：同組織標本でポケット内に細菌がみられる（→）（ケラチン免疫染色）。c：歯周治療後に、見た目は治癒したようにみえても中胚葉組織であるセメント質が露出している

ドゲイン（EMD）やリグロス®（FGF）は、内部環境の創傷の治癒に寄与するばかりで、エナメル質と粘膜上皮の連続性を再生させることはない。この点が克服できると歯周治療も飛躍的に進歩するはずである。

歯の移植のゴールでも、移植後に組織の連続性が元の状態に戻るかが鍵を握る。

移植後の恒常性回復のカギ

1. 歯根膜

1）歯根膜の幹細胞

歯の移植後の恒常性の維持を握る第一の鍵は、

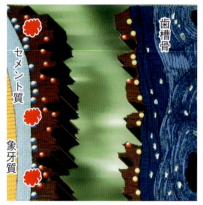
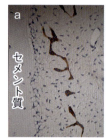
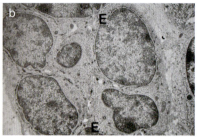

図❹ 移植歯には、歯根膜組織、とくに血管周囲に位置する幹細胞（赤丸）とマラッセの上皮遺残（❋）が付着していることが重要である。セメント芽細胞（青丸）、骨芽細胞（黄丸）

図❺ a：マラッセの上皮遺残の細胞は、歯根膜寄りに散在している（ブタ実験、ケラチン免疫染色）。b：この細胞は細胞質内に多くのケラチンフィラメントを容れ、上皮細胞であることがわかる（ブタ実験、電子顕微鏡写真）

移植歯に付着する歯根膜の量と質である。その鍵の一つは、歯根膜内に存在する幹細胞である。

抜歯窩内に露出する歯槽骨の骨表面を覆う表面には、骨芽細胞層などが分布し、シャーピー線維が骨内に向かい侵入し、骨膜として歯槽骨に結合させている（図4）。一方、歯側にはセメント質が存在し、セメント質表面にはセメント芽細胞が並び、骨膜の様相を呈しセメント質膜といっても矛盾はない。このセメント質膜もシャーピー線維によりセメント質と結合している（図4）。

歯根膜の中央に位置する血管の周囲には多くの幹細胞系未分化細胞が分布し、両方の膜に細胞を供給していると考えられ移植歯にこの細胞を多く付けることが大切である[1]。

2）歯根膜内のマラッセの上皮遺残

移植成功の鍵を握るもう一つの歯根膜内の細胞は、マラッセの上皮遺残の細胞である。この細胞はヘルトヴィッヒ上皮鞘が断裂し、歯根硬組織形成後に歯根膜内に残った上皮である（図5）。Suzukiらは、マラッセの上皮遺残が歯根膜内のみならず、セメント質内にも埋め込まれていることを報告した。この点から考えると、歯の移植において歯根膜組織のみならずセメント質の温存も重要といえる[2]。

井上らは、イヌの歯槽骨－歯をディスクで切断すると、その切断間に歯槽骨の再生が起こり、再生歯槽骨と切断された歯の間にはそれぞれ歯根膜が再生することを報告した[3]が、3ヵ月後にはアンキローシスに陥った。これは、再生歯根膜内にマラッセの上皮遺残がないためであると考察している（図6）。

Kogaiらは、実験的に、マラッセの上皮遺残細胞に咬合咀嚼力を想定した加圧メカニカルストレスを加えることにより、マラッセの上皮遺残の細胞はストレスに対して熱ショックタンパクであるHSP70（Heat shock protein 70）を出して、その障害に対応して恒常性を維持していることを報告した[4]。

Koshihara, et al.（2009）も同様に、マラッセの上皮遺残細胞に牽引によるメカニカルストレスを加える実験を行い、ストレッチを加えた群では、刺激に対応するHSP70mRNAおよび血管内皮細胞を増殖させるVEGFmRNAの高い発現をみたことから、これらの因子が歯根膜の恒常性維持に働くことを示唆した[5]。

結論として、歯の移植の成功を考える移植歯に付着する歯根膜の条件は、幹細胞とマラッセの上皮遺残の温存であり、幹細胞は再生歯根膜の生長と分化の鍵を握り、マラッセの上皮遺残は形成後の歯根膜の幅の恒常性を維持すると考えられる。

2．付着上皮

エナメル質と口腔粘膜は、付着上皮（非角化性

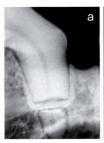
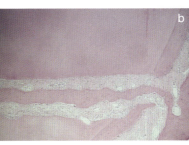
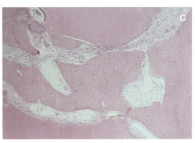

図❻ 歯を歯槽骨ごと切断すると再現される。しかし、X線写真では切断面上下に歯槽骨・歯根膜の再生が（a）、組織学的にも歯槽骨・歯根膜の再生（b）がみられる。しかし、その中にマラッセの上皮遺残はみられない。3ヵ月後にはアンキローシスに陥っていることから再生した歯根膜の維持にはマラッセの上皮遺残が重要な役割をもつことが示唆される（c）

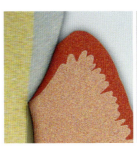
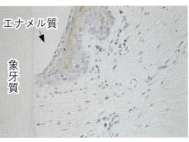

図❼ 付着上皮はエナメル質とラミニン5とヘミデスモゾームにより、強固に連続性を保っている。付着上皮の代謝は、内外から中央に向かい行われる（イヌ実験：○免疫染色）

の扁平上皮）により連続性を保っている。エナメル質と付着上皮の間の連続性は、エナメル質側は内側基底板とよばれるヘミデスモゾームやラミニン5という接着性タンパクにより、そして、結合組織側は外側基底板と呼ばれるヘミデスモゾームとラミニンやⅣ型コラーゲンにより連続性が保たれている。付着上皮の代謝は、エナメル質に接する細胞および結合組織に接する細胞が、付着上皮の中央部に向かい代謝し、歯肉溝に捨てられていく（図7）。さらに、細胞間隙には、好中球の遊走があり、細菌の侵入に対応している。

また、結合組織側からは、血管の液状成分が出て、歯肉溝に向かい常に滲出して、外界からの細菌侵入に備えている。このような点から考えると移植歯に付着する歯根膜が母床の歯槽骨と新たな歯根膜を再生結合したときに、付着上皮の再生も大きな意義をもち、移植する歯の歯冠周囲に付着上皮および粘膜上皮を付けたままの歯の移植であれば付着上皮を維持できる可能性がある。

一方、移植歯に歯根膜は十分ついているが、付着上皮の付着がない状態であれば、移植歯のエナメル質に付着上皮を誘導再生させる因子の付与も考慮する必要があると考える。Kokubunらは、チタンに付着するアプタマー（特定の物質と特異的に結合する核酸分子）を含む人工的に創製したタンパク質に、さらに上皮細胞を呼び寄せ接合しやすいRGDモチーフ（多くの細胞接着性タンパク質に共通の細胞接着活性配列）を取り込ませた創製タンパク質を作ると、インプラント周囲に上皮性の付着が獲得できると報告している[6]。今後、付着上皮獲得のためにエナメル質に特異的に結合するアプタマーを含む創製したタンパク質にRGDモチーフを取り込ませたものを移植歯のエナメル質に応用することも考えていく必要があるかもしれない。

3. 受容床の組織

受容床となる骨窩洞内は、感染がなく、出血・凝固が正常に起こることが重要である。

まず、受容床を形成することで、出血と凝固が起こり、通常凝固が始まる時期に移植歯が移植床

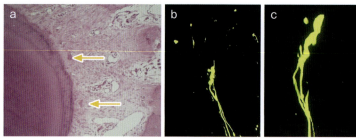

図❽ 移植3ヵ月後に再生された歯根膜組織で、マラッセの上皮遺残（矢印）も観察される（a：イヌ実験、HE染色）。神経は変性に陥るが（b：イヌ実験、共焦点レーザー顕微鏡）、細胞や血管の再生に1週間ほど遅れて念珠状の再生を起こすのが特徴である（c：イヌ実験、共焦点レーザー顕微鏡）

に挿入される。そのとき、移植歯に付着する歯根膜は血餅と接触する。血餅中の重要な成分は、多くの成長因子を含む血小板である（PDGF：血小板由来成長因子、FGF：線維芽細胞成長因子、VEGF：血管内皮細胞成長因子、EGF：上皮成長因子、IGF：インシュリン様成長因子、HGF：肝細胞成長因子、など）。これらの成長因子の影響を受け、歯根膜内の幹細胞（前述）は生長・増殖を始める。生長・増殖の前には、変性した細胞、組織、神経などの抗原性物質が白血球により除去される。

一方、受容床の骨面に露出している血管の断端からは、内皮細胞の増殖を伴う発芽が始まる。この発芽したものが、歯に付着する歯根膜内の残存血管と一部再癒合することもある。この血管新生は、血餅中のさまざまな因子が調節するので、移植時に血餅の形成があることが重要な要素となる。歯槽骨壁からは、骨芽細胞や、血流から骨髄幹細胞などが受容床内の血餅に送り込まれる。また、移植歯に付着する神経は壊死し、マクロファージにより処理されるが、母床骨内の末梢神経は断端変性後に再生過程に入るので、細胞や血管より神経の再生が遅れることになる（図8）。

移植後の恒常性維持に与える影響

移植歯に付着する歯根膜の量と壊死の程度、母床組織の組織破壊の程度、感染の有無、血流回復の程度、酸素分圧の程度、成長因子や栄養素の量などにより、その恒常性回復に差が出る。とくに歯根膜（幹細胞とマラッセの上皮遺残を含む）の残存量が少なく、受容床の増殖力が強いような場合には、アンキローシスを起こし、歯と母床骨が癒着してしまう（図9）。

もちろん、創傷の治癒を起こさせるために移植歯の固定、移植歯の固定なども重要な因子といえる。

移植歯に付着する歯根膜細胞が十分でない場合

前述の条件を満たす歯根膜とセメント質の欠損部分が少しの場合と、歯根膜やセメント質のダメージが大きな場合で結果が異なる（図10）。

1. 何もしなくても再生できる範囲

Andreasenらによれば、移植歯の歯根膜の損傷が数mm²以内であれば、周囲の移植歯に付着する残存歯根膜より欠損部に細胞が移動し再生するという報告がある[7]。この程度の欠損であれば十分残存歯根膜の細胞に遊走が起こるものと考える。ただし、セメント質のダメージがある場合には、条件が変わってくると考えられる（後述）。

2. エムドゲインによる残存歯根膜細胞の誘導

移植歯の歯根膜の欠損が大きく、セメント質にもダメージがあるような場合には、エムドゲイン応用によりセメント質の再生が期待できると思われる（図10）。その理論は次のようである。発生において歯冠が完成すると、歯根外形を決めるた

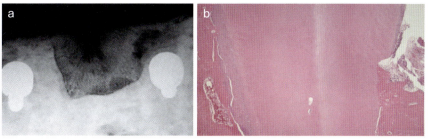

図❾ 歯槽骨に形成された窩洞内に勢いよく増殖する新生骨梁がみられる（a：イヌ実験、X線写真）。アンキローシスを起こした歯（b、ヒト：HE染色標本）

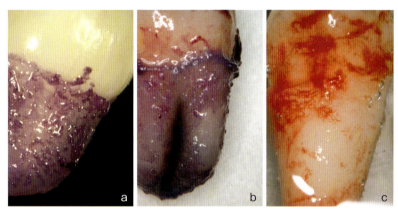

図❿ 抜歯した歯に完全に付着している歯根膜（a）、一部欠損している歯根膜（b）、広範囲に欠損した歯根膜（c）

めに内外エナメル上皮がヘルトヴィッヒの上皮鞘として歯槽骨内部に向かい増殖を開始する。歯乳頭の細胞は、この上皮鞘に接触すると歯根象牙質を沈着する。Suzukiらは、歯小嚢の細胞がヘルトヴィッヒの上皮鞘を断裂させ、歯小嚢細胞が歯根象牙質に接触することを報告している[8]。歯小嚢細胞は断裂した上皮鞘の間をすり抜け、歯根象牙質面に到達するとセメント芽細胞に分化して、歯根象牙質状にセメント質を沈着する。この一連の過程は上皮・間葉の相互作用であり、エムドゲインはこの発生理論を利用して歯原性上皮より作られたもので、失われたセメント質を再生に導くものとして開発された。

Koikeらは、エムドゲインを脱灰した象牙質管内に入れ、筋肉内に移植すると筋肉周囲由来細胞が管内に入り込み、骨軟骨を作ることを報告し、これはエムドゲインが溶解されているプロピレングリコール内を筋肉由来細胞が遊走し、エナメルタンパクや象牙質内のタンパクが軟骨や骨を誘導させたと考察している[9]。

つまり、前述のような移植歯に歯根膜欠損がある場合にエムドゲインを応用すれば、歯根膜細胞は欠損部に誘導され、セメント質を再生することができると考えられる。

3．幹細胞やiPS細胞の応用

移植歯の歯根膜の欠損が大きな場合には、歯根膜の幹細胞がないので、iPS細胞などの万能細胞に期待せざるを得ない。iPS（induced Puripotent Stem cell）は、山中4遺伝子を導入することで得られる細胞で、この細胞は、いかなる胚葉（内胚葉・中胚葉・外胚葉）にも分化しておらず、誘導因子を応用するといかなる胚葉にも分化する万能細胞である（図11）。移根歯の歯根膜が大きな損傷を受けている場合に、歯根膜幹細胞では十分な修復が行われず、万能細胞応用に期待が膨らむ。

Ozekiらは、iPS細胞を象牙質に分化させるために重要な因子として、レチノイン酸とBMP4であることを報告し[10]、Inoue Kらは、iPS細胞を

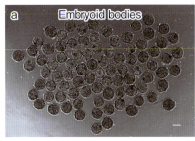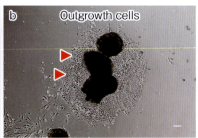

図⓫　マウスのiPS細胞。a：胚様体（Embryoid bodies）、b：胚様体から出てくるiPS細胞（Outgrowth cells）

象牙質に分化させるために、Sox11遺伝子の重要性を報告した[11]。Ser-Od T, et al.（2017）は、象牙質基質に含まれる非コラーゲン性タンパクが骨・軟骨・象牙質・セメント質に分化誘導させる因子を含むことを報告している。

NaonoらはiPS細胞とマラッセの上皮遺残由来細胞を共培養すると、骨分化関連遺伝子であるRUNX2（Runt-related Transcription Factor2）、BSP（Bone Sialoprotein）、OCN（Osteocalcin）mRNAの発現が高くなることから、iPS細胞を分化させるためにマラッセの上皮遺残由来のタンパク質が重要であることを報告した[12]。

つまり、もし移植歯にセメント質がなく象牙質が露出していても、iPSで再生させることも夢ではない。

移植歯に歯根膜を残すための歯の挺出

抜歯前に歯を挺出した場合、セメント質膜（前述）は挺出する歯と同時に移動し、移植窩内の細胞は追随するように増殖し、恒常性の維持を保つ。同時に、歯根膜の主線維は進展し、抜歯しやすくなるので、移植前に挺出させ、抜歯することは、理に適っていることになる。ただし、過度の牽引力は、マラッセの上皮遺残を変性・破壊させる可能性があるので注意が必要である（図12）。

移植歯に力を加える時期

いつの時期に移植歯の固定を解き、再生歯根膜に負荷をどの時期でかけるかは大きな問題となる。

Mabuchiらは、矯正移動を想定した最適な力を加え、牽引側が圧迫側に比べ細胞の増殖能が高く、アポトーシスを示すTUNEL陽性細胞は圧迫側で高かった。これらが相互に働き、矯正移動に際して歯根膜の恒常性が維持されると報告している[14]。しかし、Naruseは、矯正力を加えた歯の歯根膜の反応を想定し培養実験を行い、最適な力より強い力が歯根膜に加わると、RANKL mRNAの発現を惹起し、破骨細胞活性を高めることを報告した[15]。Sato DらとSato Rらは、肉芽組織の時期に力を加えると、より再生に有利に働くことを報告した。この点を考慮すれば、2週から3週後に固定を解き、力を加えることがよいと思われる[16, 17]。

ただし、固定解除後の力の加え方や加える量にも検討の余地を残している。

移植の年齢素因

Nezu Tらは、培養したマラッセの上皮遺残細胞が継代培養による老化に伴い、その細胞形質が変わるかを検討した[18]。その結果として、DNAレベルで、BMP2は継代数が増すほど低下し骨形成能やセメント質形成能が減衰すると報告している。また、抗細菌性タンパクであるディフェンシンも低下し、感染に対する減衰もあると報告した。さらに、細胞外マトリックスの分解や骨のリモデリングと創傷の治癒にも関与するMMP13（Matrix Metalloproteinase）の低下、また、細胞接着に関与するCD61（血小板糖タンパク）も低下が起こるとした。若い細胞ほど、恒常性の維持を保つた

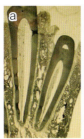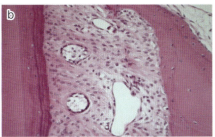

図⓬ 実験的に歯を挺出すると、付着上皮はそのままでセメント質寄りの歯根膜は、一緒に挺出し、歯槽骨寄りの歯根膜がそれを追随するように増殖する（a：サル実験）。しかし、力が強すぎると、マラッセの上皮遺残細胞は変性してしまう（b：イヌ実験、HE染色）（参考文献[13]より引用）

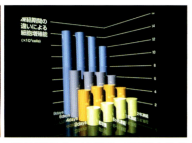

図⓭ 保存液に入れ、液体窒素（−196℃）で凍結する前の歯（イヌ実験）。半年後、1年後、そして2年後に解凍したときの増殖能は、凍結しないものと同程度である（参考文献[22]より引用）

めにはよいことが示唆される。

Muramatsuらは、ヒト歯髄で若年者と高齢者を比べると、骨関連タンパク関連mRNAの減衰がみられ、加齢によりその機能が落ちることを報告し、50代の歯髄に比べて10代の歯髄は、およそ10%程度の発現しかないという低い値を示した[19]。歯根膜でも同様の研究があり、加齢によりさまざまな遺伝子の減衰を考えると、やはり移植は若いほど成功することが示唆される。

抜歯後移植歯をどのくらい生体外に置いておけるか

抜歯後に、移植歯の歯根膜内の血流は一時的に途絶える。AmemiyaらとAmemiya Hらは、低酸素状態における培養歯髄と歯根膜細胞の動態を調べ、低酸素状態においても、恒常性を維持するHSP70およびVEGFの発現があり、これらの細胞には虚血に対応するHIFα（Hypoxia Induciong Factorα）遺伝子の発現をもつことから、歯髄と歯根膜細胞は低酸素抵抗性の組織であると報告している[20,21]。また、低酸素状態から正常酸素濃度に戻すと、歯根膜細胞はHSP70およびVEGFの発現をより強くし、活性が高まると推察している。実際の移植を考えたとき、抜歯後の歯を生理食塩水などに浸漬しても、30分程度は歯根膜細胞が壊死することはないと考えられるが、なるべく早く移植窩に戻し、血流を回復させることが得策と考えられる。

凍結保存の可能性

口腔内に転位歯や埋伏歯があり、移植時に供給できる場合は問題ないが、矯正、智歯周囲炎などで抜歯を余儀なくされるときには、必要になるときまで保存ができる方法が必要である。雨宮らは、抜歯した歯を歯根膜ごと−196℃の液体窒素に凍結後、半年後、1年後、そして2年後に解凍し、増殖能と骨型アルカリフォスファターゼ活性について検討した結果、凍結しないものと同程度であることを報告した（図13）[22]。今後、歯髄や歯根膜細胞からiPSを作製することにも注目が集まり、要抜歯の歯や、智歯を凍結保存することの意義も浮かび上がる。

歯髄処理

移植歯の歯髄の処置はたいへん重要である。歯髄の生死により、歯根吸収などが起こることも報告され、アンキローシスにも関与する可能性を秘めているからである。

YasumuraらとMorikawaらは、歯の矯正を行う際に、生活歯と失活歯で歯根吸収の差があるかを検討する目的で、歯根膜細胞と歯髄細胞の共培養を行い、さらに、遠心力というメカニカルストレスを加える実験を行った[23,24]。結果として、歯髄の存在は破骨細胞活性を促すと報告し、有髄歯のほうが、矯正移動時により歯根吸収を起こしやすいことを報告した。移植でも同様のことが起こ

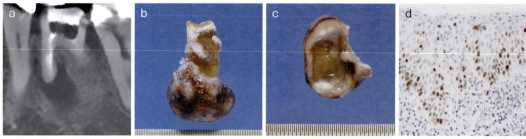

図⓮ 歯根嚢胞のX線写真（a）、摘出後、根尖部に付着する歯根嚢胞（b）とその割面（c）、さらに裏装上皮は細胞増殖能の高いことを示す（d：ヒト、増殖細胞核抗原による免疫組織化学染色）

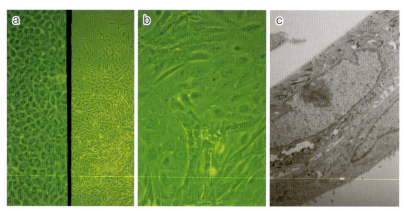

図⓯ マラッセの上皮遺残細胞（aの左）と歯根膜線維芽細胞（aの右）を同時に培養すると、歯根膜線維芽細胞の上を覆うように敷石上にマラッセの上皮遺残細胞が覆う（b）。電顕的には、細胞質にケラチンフィラメントをもつ上皮細胞（上の細胞）と線維芽細胞（下の細胞）がデスモゾームで結合している（透過型電子顕微鏡写真）

ると考えれば、生活歯髄の処置はより早く行うことがよいと示唆される。

しかし、根完成歯の場合には、根尖からの血管の侵入は望めず歯髄が退行性変化を起こし、その結果、壊死した歯髄が根尖孔外に影響を及ぼすことが十分に考えられる。根完成歯ではより早い歯髄の処置が要求されるといえよう。

一方で移植歯の歯髄の動態を検討したところ、根未完成歯のような場合には、血管の侵入などを含め、第三象牙質の形成が起こることも報告されていて、歯髄の活性度が高ければ処置の必要はないかもしれない。

移植歯の歯髄の感染

移植歯の歯髄の処置が遅れ、抗原性物質などが根尖孔外に溢出すれば、炎症が惹起され、マラッセの上皮遺残細胞が増殖し歯根嚢胞の裏装上皮となることが知られている（図14）。Nakauchiは、炎症性サイトカインのIL-1、IL-6がその原因となると仮定し、in vitroの実験でマラッセの上皮遺残由来培養細胞にIL-1、IL-6を加えて培養すると増殖が盛んとなり、重層扁平上皮の性格を示すようになることを報告した[25]。

井上らは、マラッセの上皮遺残細胞と歯根膜線維芽細胞を共培養すると、マラッセの上皮遺残細胞が線維芽細胞上に増殖し被いつくすことを報告し、根尖病巣が外界に存在するものであると考察している（図15）[26]。

さらにHung Jung-Chiehらは、マラッセの上皮遺残が増殖するときには、細胞間結合装置としてのギャップジャンクションが増殖し、細胞間をセカンドメッセンジャーやイオンが通り抜けるこ

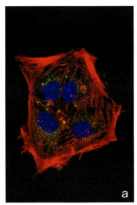
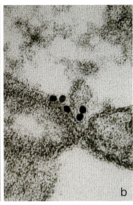

図⑯ 接触するマラッセの上皮遺残細胞間には、ギャップジャンクション（緑点）がみられる（a：Connexinを抗体とした共焦点レーザー顕微鏡写真）。ギャップジャンクションを構成するタンパクのConnexinを抗体とした免疫電顕写真（b）では細胞間にConnexinを付けた金コロイドがみられる（参考文献[25]より引用）

とによりお互いの細胞の連携をとって増殖し、角化性を発現することをあきらかにした（図16）[13]。

適切な歯髄の処置により、マラッセの上皮遺残に刺激を与えないことが、移植にとって重要な課題といえる。

移植後の喫煙の影響

喫煙による歯周組織を始めとする生体に対する影響を述べた論文は枚挙に暇がない。Nakagawaらは、タバコの本数による違いを想定し、ニコチン濃度を変えてマラッセの上皮遺残由来培養細胞への影響を検討した[27]。その結果、ニコチン濃度にかかわらず、血管内皮細胞増殖因子や、障害に対して反応する熱ショックタンパクの発現が低下し、恒常性維持に影響を与えると述べている。このことから判断すると、移植に対しても、とくに組織の恒常性が回復するまで、喫煙は悪影響を及ぼすと考えられる。

おわりに

現在、インプラント周囲に、歯小嚢細胞を応用して機能性歯根膜を付与することに成功し、再生可能なiPSによる再生歯の実現も夢ではなくなった。しかし、自家歯牙移植は、これらの再生医療に勝るとも劣らないことは疑いのない事実である。病態論をよく理解し、移植の可能性を広げていただければ幸いである。

謝辞

本稿を執筆するにあたり、多大なるご協力をいただいた東京歯科大学臨床検査病理学講座教室員に深謝する。

【著者を主体とした参考文献】
1) 井上 孝, 橋本貞充, 臼田 準, 下野正基：ビーグル犬における歯根膜の恒常性維持に関する因子の検索－特に細胞と脈管の分布、密度の免疫組織化学的検討－. 歯基医誌, 35: 485-495. 1993.
2) Suzuki M, Matsuzaka K, Yamada S, Shimono M, Abiko Y, Inoue T: Morphology of Malassez's epithelial rest-like cells in the cementum: transmission electron microscopy, immunohistochemical and TdT-mediated dUTP-biotin nick and labeling studies. J Periodontal Res. 41: 280-287, 2006.
3) 井上 孝, 榎谷保信, 橋本貞充, 福増一浩, 下野正基：創傷治癒後の歯根膜の恒常性維持に関する研究－特にマラッセの上皮残遺の影響－. 歯基医誌, 37: 58-69, 1995.
4) Kogai H, Nakajima K, Tungalag Ser-Od, Al-Wahabi A, Matsuzaka K, Nakagawa T: HSP70 mRNA expression by cells of the epithelial rest of Malassez due to mechanical forces in vitro. BMC Oral Health, 16: 22, DOI 10.1186/12903-016-0181-4, 2016.
5) Koshihara T, Matsuzaka K, Sato T, Inoue T: Effect of stretching force on the cells of epithelial rests of Malassez in vitro. Int J Den. 111：502-513, 2010.
6) Kokubun K, Kashiwagi K, Yoshinari M, Inoue T, Shiba K: Motif-Programmed artificial extracellular matrix, Biomacromolecules 9: 3098-3105, 2008.
7) Andreasen JO, 月星光博, 井上 孝, 花田晃治, 毛利 環：自家歯牙移植の基本と科学を理解するために. ザ・クインテッセンス, 13：64-87, 1994.
8) Suzuki M, Inoue T, Shimono M, Yamada S: Behavior of epithelial root sheath during tooth root formation in porcine molars. TUNEL, TEM and immunohistochemical

studies, Anat Embryol. 206: 13-20, 2002.
9) Koike Y, Murakami S, Matsuzaka K, Inoue T: The effect of Emdogain on ectopic bone formation in tubes of rat demineralised dentin matrix J Periodontal Res 40 (5) : 385-394, 2005.
10) Ozeki N, Mogi M, Kawai R, Yamaguchi H, Hiyama T, Nakata K, Nakamura H: Mouse-induced pluripotent stem cells differentiate into odontoblast-like cells with induction of altered adhesive and migratory phenotype of integrin. PLoS one. 2013. 8: e80026.
11) Inoue K, Matsuzaka K, Inoue T: Identification of novel regulators for differentiation mouse iPS cells into odontoblast like cells, 2017, thesis paper.
12) Naono K, Matsuzaka K, Inoue. T: The effect of epithelial rests of Malassez cells on the osteogenic differentiation of pluripotent stem cells, 2017, thesis paper.
13) Hung jung-Chieh E, Matsuzaka K, Inoue T: Formation of gap junctions and expression of connexin 43 in cultured Malassez's epithelial rest cells. Clinical Dentistry and Research, 36: 3-9, 2012.
14) Mabuchi S, Matsuzaka K, Shimono M: Cell proliferation and cell death in periodontal ligaments during orthodontic tooth movement, J Periodontal Res, 37: 118-124, 2002.
15) Naruse S, Matsuzaka K, Inoue T. Expression of RANKL and OPG mRNA on rat periodontal ligament cells following heavy mechanical stress. 日外傷歯誌, 4: 10-23, 2008.
16) Sato D, Matsuzaka K, Kokubu E, Inoue T: Effect of mechanical loading on cultured osteogenic cells derived from different stages of bone wound healing in rats: experimental models for immediate or early implantation. Oral Med Pathol 14 (4), 143-151, 2009.
17) Sato R, Matsuzaka K, Kokubu E, Inoue T: Immediate loading after implant placement following tooth extraction up-regulates cellular activity in the dog mandible.Clinical Oral Impl Res. 2011, doi: 10.1111/j.1600-0501.2010.02118.x
18) Moreira AT, Kokubu E, Matsuzaka K, Inoue T: Functional expression of RANKL and OPG in rat periodontal ligament cells in response to mechanical force in vivo and in vitro. Clinical Dentistry and Research, 37: 3-13, 2013.
19) Muramatsu T, Hamano H, Ohta K, Inoue T, Shimono M: Reduction of Osteocalcin expression in aged human dental pulp, Int Endod J 38 (11), 817-821, 2005.
20) Amemiya K, Kaneko Y, Muramatsu T, Shimono M, Inoue T: Pulp cell responses during hypoxia and reoxygenation in vitro. Eur. J. Oral Sci. 111: 332-338, 2003.
21) Amemiya H, Matsuzaka K, Kokubu E, Ohta S, Inoue T: Cellular responses of rat periodontal ligament cells under hypoxia and re-oxygenation conditions in vitro, J Periodontal Res 43 (3), 322-327, 2008.
22) 雨宮 啓, 下野正基, 井上 孝: 長期凍結保存が歯根膜細胞の活性に及ぼす影響－ビーグル犬の歯根膜細胞を用いたin vitroによる研究－. 日本口腔インプラント学会誌, 15: 10-16, 2002.
23) Yasumura T, Nishii Y, Matsuzaka K, Sueishi K, Inoue T: Expression of RANKL and OPG mRNAs in rat periodontal ligament cells following mechanical stress and co-culture with rat dental pulp cells in vitro. Clinical Dentistry and Research, 38: 3-11, 2014.

24) Morikawa T, Matsuzaka K, Nakajima K, Yasumura T, Sueishi K, Inoue T: Dental pulp cells promote the expression of receptor activator of nuclear factor-kB ligand, prostaglandin E2, and substance P in mechanically stressed periodontal ligament cells. Arch. Oral Biol. 70: 158-164, 2016.
25) Nakauchi A, Shintani S, Inoue T: Behavior of the lining epithelium that originates from Malassez's epithelial rest cells on an experimentally created inflammatory cyst in vivo and in vitro. 2017, thesis paper.
26) 井上 孝, 真坂たまみ, 榎谷保信, 橋本貞充, 下野正基, 歯根膜線維芽細胞とマラッセ上皮遺残由来上皮細胞の混合培養における細胞動態の研究. 歯基医誌, 37: 356-364, 1996.
27) Nakagawa E, Matsuzaka K, Naruse S, Naito K, Inoue T: Effects of nicotine on Malassez& epithelial rest cells in early primary culture cell proliferation and mRNA expression of heat shock protein 70 and vascular endothelial growth factor. Oral Med Pathol, 13' 41-45, 2008.
28) 井上 孝, 高橋和人, 前田健康, 下地 勲: 自家歯牙移植の要／歯根膜の治癒像, ザ・クインテッセンス別冊, 36-58, 1996.
29) Matsuzaka K, Kokubu E, Ito F, Ishida S, Endoh T, Katakura A, Yoshinari M, Inoue T: Age related differences in the expression of heat shock protein 27 by rat periodontal ligament cells in culture, Oral Med Pathol, 14: do: 10. 3353/omp. 14/131, 2011.
30) Matsuzaka K, Kokubu E, Inoue T: The effects of epithelial rests of Malassez cells on periodontal ligament fibroblasts: A co-culture investigation for epithelial-mesenchymal interactions, Oral Med Pathol, 16: do: 10. 3353/omp. 16/15, 2011.
31) Matsuzaka K, Kokubu E, Inoue T: The effects of epithelial rests of Malassez cells on periodontal ligament fibroblasts against centrifugal forces in vitro, Journal of Oral and Maxillofacial Surgery, Medicine and Pathology, 25: 174-178, 2013.
32) Matsuzaka K, Kokubu E, Inoue T: Effects of epithelial rests of Malassez cells on RANKL mRNA expression and ALP activity by periodontal ligament fibroblasts stimulated with sonicated porphyromonas gingivalis in vitro, Journal of Oral and Maxillofacial Surgery, Medicine and Pathology, 26: 5, 2014.
33) Nezu T, Matsuzaka K, Nishii Y, Sueishi K, Inoue T: The effect of aging on the funtions of epithelial rest cells of Malassez in bitro. Imunofluorescence, DNA microarraky and RT-PCR analysis. Oral Med Pathol, 15' 101-106, 2011.
34) Ser-Od T: Effect of EDTA treated dentin on differentiation of mouse iPS cells into osteo-/odonto genic lineage invitro and in vivo. 2017, thesis paper.
35) Usuda J, Hashimoto S, Enokiya Y, Inoue T, Shimono M: Proliferative activities of epithelial and connective tisuue cells in the rat periodontal regeneration using argyrophilic nucleolar organizer regions stainig J Periodontal Res 25 (2), 61-68, 2004.
36) Yamawaki K, Matsuzaka K, Kokubu E, Inoue T: Effect of epidermal growth factor and/or nerve growth factor oon Malassez' s epithelial rest cells in vitro: expression of mRNA for osteopontin, bone morphogenetic protein 2 and vascular endothelial growth factor, J Periodontal Res. 45: 421-427, 2010.

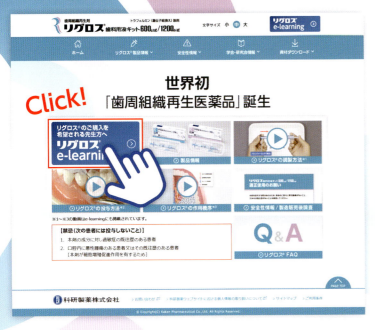

リグロスの購入を希望される先生方へ
リグロスのe-learningはこちらから regroth.jp

リグロスのご購入・ご使用を希望される先生方には、「リグロスe-learning」の受講、もしくはリグロスの製品説明会への参加をお願いしています※。リグロスの製品説明会の開催を希望される場合は、科研製薬㈱医薬品情報サービス室（regroth01@kaken.co.jp）にご連絡ください。

※本剤を適正にご使用いただくための手続きです。ご理解の程お願い申し上げます。

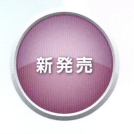
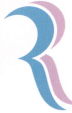

歯周組織再生剤

リグロス®歯科用液キット600μg／1200μg
REGROTH® Dental Kit 600μg／1200μg　トラフェルミン（遺伝子組換え）製剤

薬価基準収載

処方箋医薬品（注意－医師等の処方箋により使用すること）

【禁忌（次の患者には投与しないこと）】
1. 本剤の成分に対し過敏症の既往歴のある患者
2. 口腔内に悪性腫瘍のある患者又はその既往歴のある患者
　［本剤が細胞増殖促進作用を有するため］

効能・効果
歯周炎による歯槽骨の欠損

〈効能・効果に関連する使用上の注意〉
1. 本剤は、歯周ポケットの深さが4mm以上、骨欠損の深さが3mm以上の垂直性骨欠損がある場合に使用すること。
2. 本剤は、インプラント治療に関する有効性及び安全性は確立していない。

用法・用量
歯肉剥離掻爬手術時に歯槽骨欠損部を満たす量を塗布する。

〈用法・用量に関連する使用上の注意〉
本剤の使用にあたっては［臨床成績］の項を参照し適切な量を用いること。

使用上の注意
1. 重要な基本的注意
　(1)本剤は歯周外科手術の経験のある歯科医師又は医師が使用すること。
　(2)術後に歯肉弁の著しい陥凹を生じると予想される骨欠損部位に対しては、他の適切な治療法を考慮すること。
2. 副作用
　本剤が投与された安全性評価対象症例429例中3例(0.7%)に副作用が認められた。その内訳は、適用部位における歯肉白色化、歯肉紅斑、歯肉腫脹および頭痛が各1例(0.2%)であった。臨床検査値異常は429例中51例(11.9%)に認められ、その主なものは尿中アルブミン陽性27例(6.3%)、尿中β₂ミクログロブリン上昇17例(4.0%)、尿中NAG上昇16例(3.7%)、CRP上昇6例(1.4%)等であった。（承認時）

分類	頻度	1%以上	1%未満
適用部位			歯肉白色化、歯肉紅斑、歯肉腫脹
精神神経系			頭痛

分類	頻度	1%以上	1%未満
臨床検査		尿中アルブミン陽性、尿中β₂ミクログロブリン上昇、尿中NAG上昇、CRP上昇	AST(GOT)上昇、ビリルビン上昇、CK(CPK)上昇、ALT(GPT)上昇、LDH上昇、尿糖陽性、リンパ球増多、好中球減少、単球増多、白血球減少、総蛋白上昇

3. 妊婦、産婦、授乳婦等への投与
　妊婦又は妊娠している可能性のある婦人には、治療上の有益性が危険性を上回ると判断される場合にのみ投与すること。［妊娠中の投与に関する安全性は確立していない。］
4. 小児等への投与
　低出生体重児、新生児、乳児、幼児又は小児に対する安全性は確立していない（使用経験がない）。
5. 適用上の注意
　(1)適用部位
　　歯科用にのみ使用すること。
　(2)投与時
　　1)凍結乾燥品を溶解液で用時溶解し、調製後は速やかに使用する。
　　2)スケーリング及びルートプレーニング等により、歯槽骨の骨内欠損部に付着した肉芽組織を除去し、歯根面に付いた歯垢や歯石を十分に除去する。
　　3)滅菌生理食塩液で十分に洗浄する。最終洗浄後は歯根面を唾液又は血液で汚染しないように注意する。
　　4)本剤は欠損底部を起点にし、歯槽骨欠損部を満たす量を塗布する。
　　5)広範囲を安定して縫合するのに適した縫合材を用いて縫合を行う。縫合時、歯間部を歯肉弁で完全に覆い、隙間なく緊密に密着させる。その際、本剤塗布後の創面は歯肉弁によりできる限り被覆する。縫合時に本剤が溢れ出た場合には、速やかに除去すること。なお、縫合後に本剤の漏出が懸念される場合には、歯周包帯（非ユージノール系）を使用してもよい。
　(3)その他
　　1)添付の貼薬針を注射又は穿刺に使用しないこと。
　　2)本剤は1回限りの使用とし、複数の患者に使用せず、残った薬液は廃棄すること。

承認条件
医薬品リスク管理計画を策定の上、適切に実施すること。

製造販売元〔資料請求先〕
科研製薬株式会社
東京都文京区本駒込2丁目28-8
医薬品情報サービス室

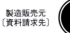
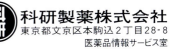

リグロス製品情報サイト　http://regroth.jp/

2017年8月作成　REG02AC

より安全に抜歯する方法

新井俊樹 *Toshiki ARAI*
東京都・新井歯科医院

　骨植のよいドナー歯では、歯質と歯根膜を傷つけずに抜くことは不可能である。しかし、極力術後への影響が少なく済むように根面をできるだけ傷つけないように抜かなければならない。ところが、移植・再植を行っている歯科医師の多くは、ジグリングなどの抜歯前処置を行っていないか、行っていてもわずかに動揺した程度で終えているようだ。ということは、抜歯時に歯根膜とセメント質のダメージは大きいと予想される。ところが、多くの症例報告を見る限りそのダメージによる術後の影響は感じられない。つまり、歯根が太く形もよい歯で、歯根破折の心配がなく安全に抜歯できる場合はジグリングなどの抜歯前処置を行わなくても丁寧に抜歯すれば術後経過に影響ないということになる。

　一方で、ドナーにしたい歯の根尖が湾曲していたり、肥大していたり、さらに、歯根が開大している複根歯を利用する場合は、根面と歯根膜の損傷や歯根破折が懸念されるので、そのダメージを最小限にするためにジグリングなどの前処置をして歯根膜腔を拡大しておけば抜歯の安全性が増すと考えられるため、筆者は移植・再植の際にほとんどのケースで歯根膜腔の拡大を行っている。

　イメージとしては歯をグラグラにして抜きたいので歯根膜腔を十分に拡大させなければならない。そのためドナー歯に四方八方から外力を加えたいわけだが、容易ではなく、できない場合もある。

　押見[5]が提唱した抜歯前処置としてのジグリングおよびジグリング装置は、頬舌と近遠心方向へ外力が加わるようにケースバイケースで工夫されている。押見によれば、上下方向の外力は歯根膜腔の平均幅250μmを基準にしてデンタルフィルム

症例1

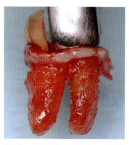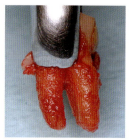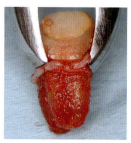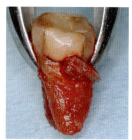

図❶　79歳、男性。元気なおじいちゃん。7̅を2ヵ月間挺出させ、対合の義歯との咬合によりジグリングさせ、十分に動揺してから歯肉えりまきを付けて抜歯した。すべての面で根面に目立った損傷はなく抜歯できていると思われる。移植の場合は歯肉えりまきを付けて抜歯したいが、再植では同じ抜歯窩に戻すので歯肉えりまきは付けないで抜歯する

症例2

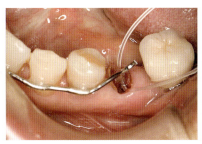
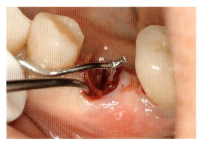

図❷ 6｜はセラミッククラウンのため、｜234を固定源にして0.9mmクラスプ線を｜5の真上まで伸ばした。｜5の残根は、う蝕をほぼ除去してから矯正用結紮線で輪を作り、それを根管内に即時重合レジンで止めて、その輪とクラスプ線をスーパースレッド®で結び挺出させた。術者のアイデア次第でどんな方法でもよい

図❸ 歯肉ごと挺出してくるので、歯肉線維の抵抗をなくすために探針で切断するとさらに挺出しやすくなる

症例3

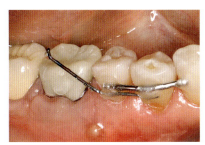
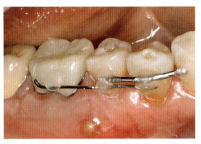
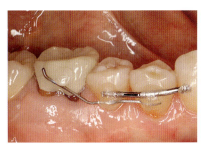

図❹ ｜6の近心根と遠心根ともに縦に破折している。接着して再植することにした。｜6のTeCの頰側にスーパーボンド®でフックを作り、｜543を0.9mmクラスプ線とスーパーボンド®で固定。｜54の歯頸側に016×022NiTiワイヤーを接着して45°上にベンディングしてアクチベートした

図❺ ｜6のフックに引っ掛けることで、挺出および舌側に回転させる力が加わることになる

図❻ 矯正力をかけてから1ヵ月半。かなり挺出してきて動揺も十分

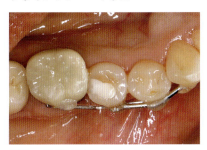
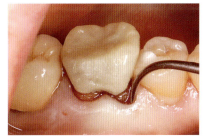
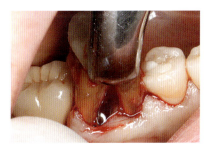

図❼ 舌側に回転してきた。そろそろ、再植の時期である

図❽ 抜歯にあたっては、必ず歯肉線維を探針で切断する

図❾ 鉗子で頰舌方向にゆっくり揺さぶって抜歯する

のアルミ箔を2回折って4枚重ねるとほぼ250μmになるので、それを咬ませてその分だけ咬合を高くして外力を加えているとのことである。押見のジグリング装置では、セットしてからタイミングを見てアクチベートさせながら1ヵ月以上外力を与えてドナー歯の動揺が十分と判断してから移植している。

一方、筆者は、とりあえずジグリングフォースという外力は考えずに単純に歯根膜腔を十分に拡げて動揺がM3程度に大きくなってから抜歯している。この方法を表現すると「抜歯前処置歯根膜腔拡大法」ということになる。

症例4

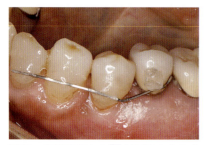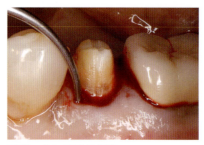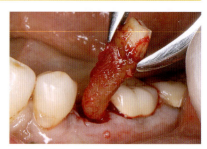

図❿ 歯根破折した⏌5を再植するため、⏌234を固定源にして、016×022NiTiワイヤーをベンディングして挺出しジグリングさせている

図⓫ 歯肉線維を切断

図⓬ 鉗子で頬舌方向にゆっくり揺さぶって抜歯

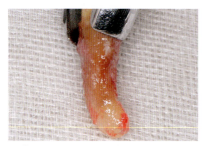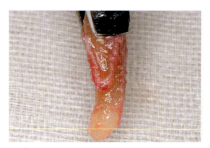

図⓭ 根尖が遠心に湾曲している。頬側面は歯根膜の剝がれは少ないようだ

図⓮ 舌側面は根尖付近の歯根膜の剝がれがみられるが、再植では同じ位置に戻すので影響は少ないと思われる

症例5

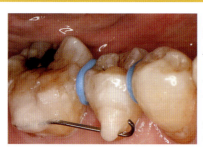

図⓯ 72歳、男性。⏌7654欠損で、⏌5を⏌6に移植するため、016×022NiTiワイヤーを⏌6に水平ではなく前上方に向けてスーパーボンド®で固定。⏌5の歯頸側寄りにスーパーボンド®でフックを作り、引っ掛けている。⏌6の近心傾斜に抵抗させるためと、⏌5の動きをよくするためにモジュールを入れている

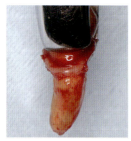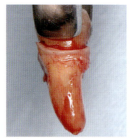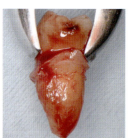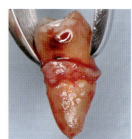

図⓰ 歯肉えりまきを付けてうまく抜けた。歯根が少し遠心に曲がっている。遠心面（一番右図）の根尖付近で歯根膜が擦りむけているように見える。歯根が少しでも湾曲している歯は、歯根膜腔を拡大してから抜かないと根面のダメージが大きいことが予想される

症例6

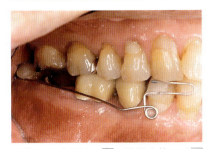
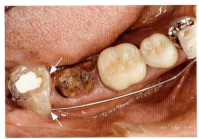
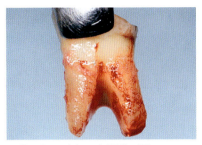

図⓱ 64歳男性。7┐の残根を抜いて8┐を移植するための前処置。6 5┐がポーセレンクラウンのため4 3┐を固定源にして、ベンディングした0.9mmクラスプ線をスーパーボンド®で付けた

図⓲ 8┐の頬側歯頸部にスーパーボンド®でフック(矢印)を作り、アクチベートさせたワイヤーを引っ掛けて挺出させる。また、7┐の遠心辺縁隆線と咬合させるために、8┐の近心辺縁隆線部にスーパーボンド®を盛り上げている(矢印)

図⓳ 根分岐部の歯根膜が擦りむけているように見える。このケースは分割せずに移植したが経過は良好である。しかし、ルートトランクが短い複根歯はできれば分割して移植すべきである

症例7

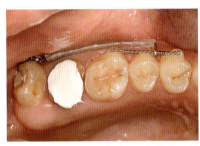
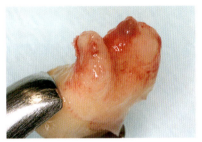

図⓴ 28歳女性。8┐を7┐の抜歯窩に移植するための前処置として、6 5 4┐を0.9mmツイストワイヤーとスーパーボンド®で固定し、8┐にメタルチューブを接着し、016×020エルジロイワイヤーのアップライトスプリングをセットした

図㉑ 1ヵ月半、アップライトさせてから抜歯。口蓋根が湾曲している。歯根が曲がっている歯は意外に多いということからすると、やはり歯根膜腔を拡大して動揺を大きくしてから抜歯した方が安全であろう

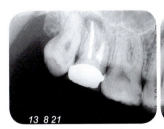
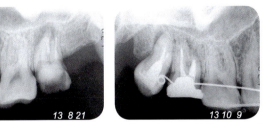

図㉒ 7┐を抜歯後、8┐を移植することにした

図㉓ 8┐を1ヵ月半、アップライトした。歯根膜腔の拡大が認められる

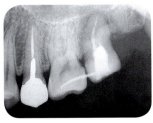
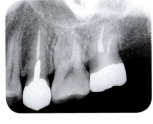

図㉔ 移植して固定。根尖が曲がっているのでソケット形成が難しい

図㉕ 術後2年6ヵ月。曲がった歯根の上にも骨が再生している

それでは、筆者の方法を詳しく解説しよう。使用するワイヤーは、ルーティンとして決まっているわけではない。ケースごとにドナー歯の状態を見ながら決めている。よく使うものとしては、016インチのNiTiラウンドワイヤー、016×020インチか016×022インチのNiTiワイヤーあるいはエルジロイワイヤー®（ブルーかイエロー）、0.9mmのクラスプ線である。ドナー歯に強すぎず弱すぎない適度な挺出力が加わるワイヤーを選べばよい。ベンディングしなくてもよい場合もある。ベンディングは、ドナー歯を挺出させる力が発揮できればどんな方法でも構わない。原則はアクチベートしたときにワイヤーが伸びて矯正力が弱くならないように曲げることである。矯正力が弱くならずに一定の力を持続して加えたいので最近は016×022インチのゴムメタル®のストレートワイヤーをベンディングして使用することが多い。わざわざ新しくワイヤーを購入しなくても在庫のワイヤーをうまく使えればよい。

ドナー歯を動かす方向は、歯根膜腔が拡大しやすい挺出方向が基本であるが、整直でも挺出するので、整直させて歯根膜腔が十分拡大できればよい。対合歯があれば、ドナー歯を挺出させて咬ませることで動揺はどんどん増してくる。対合歯がなくてもパーシャルデンチャーが入っていれば十分効果はある。対合歯および対合人工歯がない場合は、挺出か整直の矯正力だけで十分な動揺ができるまで歯根膜腔を拡大すればよい。反作用としてのアンカーロスを最小限にするための対策は取らなければならない。

単根歯で1ヵ月、複根歯で1.5ヵ月以上挺出力を与えて大きな動揺がでるのを待つ。根形態が原因でなかなか動揺が大きくならない場合は2～3ヵ月以上挺出力をかけることもある。グラグラになったら、先の尖った探針で歯肉線維を切断して鉗子を使いゆっくり揺さぶって引き抜けば楽に抜ける。ルートトランクが短く各根の長さが十分で完全分岐している複根歯は、分割して移植したほうがよい。なぜなら、根分岐部が高位で歯根が開大している場合は、抜くこともたいへんだがうまく抜けたとしても、そのまま移植すると根分岐部の付着が起こらず深いポケットができてしまうことが多いからである。これは、ソケットとドナー歯が適合しにくく根分岐部内の骨治癒と歯根膜治癒に時間がかかるために付着に辿り着けずに治癒過程が終了してしまうためだと考えられる。一方、根分岐部が低位で歯根が開大していない場合は、ソケットとドナー歯が適合しやすく骨治癒と歯根膜治癒の速度が速く進むためにポケット形成が起こりにくいようだ。

また、ジグリングなどの前処置をして十分に動揺したとしても歯根形態が原因で抜歯に手こずる場合がある。そうしたときは、歯根湾曲か歯根肥大が原因のことが多く、ヘーベルや鉗子を使って湾曲に沿った方向に力を加えるか、鉗子でゆっくり歯槽骨を頬舌方向と近遠心方向に拡げて時間をかけて抜くしかない。場合によっては、根尖だけ破折して抜けてくることもあるが十分な長さがあればドナー歯として利用できる。もちろん、術前にドナー歯と受容床のCTによる画像診断ができればそれに越したことはない。

残根の抜歯

残根で歯根が長く、歯根膜腔の拡大がなく、骨植がよい場合は、簡単には抜けず苦労することが多い。単なる抜歯ならバーで切断して抜歯すれば比較的簡単に抜ける。しかし、移植や再植する場合、健康な歯質と歯根膜は、できるだけ傷つけずに抜かなければならない。そのためには、やはり矯正的挺出をさせることが必要である。矯正的挺出をさせて残根が十分上下動し水平的にも大きく動揺してきたら前述の通り探針などで歯肉線維を切断して抜歯すれば楽に安心して抜ける。

症例8

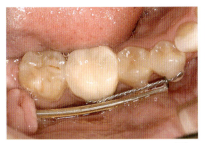
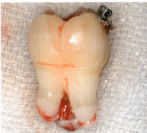

図❷ 22歳、女性。埋伏している8|を7|に移植する計画。根未完成歯の8|にチューブを接着して、そこに016×022のゴムメタル®のアップライトスプリングをセットし、なるべく遠いところにフックをかけて矯正力をかけた。このケースでは、|654を固定源にして|54間にフックをかけている

図❷ かなりアップライトしてきてから、歯小嚢を傷つけないように抜歯した。若い患者の抜去した埋伏歯の歯根表面は、つるつるしていてあきらかに歯根膜が付いているようには見えない。つまり、肉眼では抜歯後の歯根表面の善し悪しは判断できないといえる

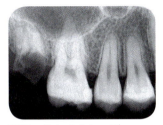
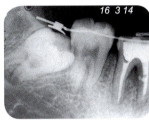
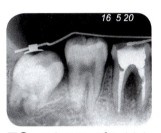

図❷ 保存できない7|

図❷ 埋伏している根未完成歯の8|にメタルチューブをスーパーボンド®で接着して、アップライトを開始した。矯正力をかけて5日後、すでに移動してきている

図❷ かなりアップライトしてきた。そろそろ移植できる時期である

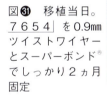
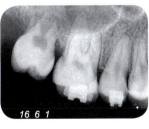
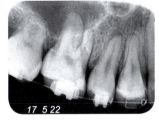

図❷ 移植当日。|7654を0.9mmツイストワイヤーとスーパーボンド®でしっかり2ヵ月固定

図❷ 7|の移植歯は、歯根が完成してきている。若いので治癒が早い

歯根未完成歯の抜歯

歯根未完成歯をドナー歯にする場合は、歯髄治癒を起こさせるために抜歯時の歯根の完成度が重要である。歯根完成度が1/2程度で移植してしまうと移植後に十分歯根が成長してくれないようだ。治療のタイミングもあると思うが、少なくとも2/3～3/4以上歯根が完成してから移植すべきだと考えている。

ただし、X線写真では歯根が、どの程度成長しているか判断することは難しい。そこで、Andreasenらの研究から、根尖孔が1mm以上開いていれば歯髄治癒する可能性が高いとされているので、理想的にはX線写真上での画像診査で根尖孔が1mm程度開いている時期に移植できれば申し分ない。

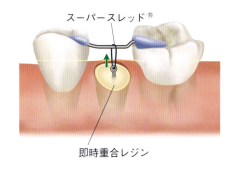
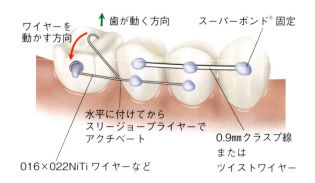
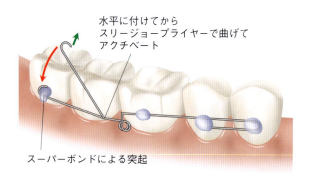
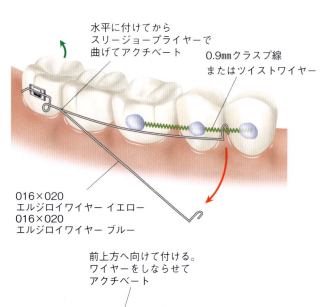
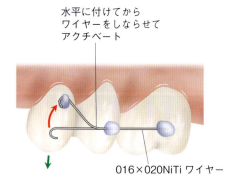
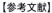

　抜歯方法だが、歯根未完成の場合、埋伏していて歯小嚢に囲まれているものは、被覆している上部の骨を慎重に除去すれば簡単に抜歯できる。抜歯時にヘルトヴィッヒ上皮鞘を傷つけてはならないことはいうまでもない。歯根の完成が近いものは、整直などの矯正移動をしてから根尖を傷つけないように抜歯する。

【参考文献】
1) Andreasen JO, 月星光博 (監訳)：カラーアトラス歯牙の再植と移植の治療学．クインテッセンス出版，東京，1993.
2) 下野正基, 飯島国好（編）：治癒の病理（臨床編 第3巻）―歯の移植・再植 歯根膜をいかす．医歯薬出版，東京，1995.
3) 下地 勲：歯根膜による再生治療―インプラントを考える前に．医歯薬出版，東京，2009.
4) 新井俊樹：総合治療における自家歯牙移植, 再植の生かし方．デンタルダイヤモンド，31（3）：31-54，2006.
5) 押見 一：「歯牙移植」を考える．あるスタディー・グループの歩みⅡ．GC友の会，1990.
6) 押見 一：線を引かない歯科臨床．医歯薬出版，東京，2016.

第3章

移植・再植を
視野に入れた
診査・診断

第3章 移植・再植を視野に入れた診査・診断

意図的再植・移植の適応症見極めのポイント

新井俊樹 *Toshiki ARAI*
東京都・新井歯科医院

意図的再植の適応症

- 通常の根管治療では治癒しない根尖病変の治療で歯根端切除が困難な場合
- 矯正的挺出だけでは治療期間が長引く深い歯肉縁下う蝕歯の保存治療
- 水平または斜めの破折で一部が歯肉縁下の深いところで破折している場合
- 歯根が垂直破折しているが延命治療として抜歯後接着して保存したい場合
- 支持骨が少なく動揺が大きい（Millerの分類M3）歯周病罹患歯の保存治療において、起炎物質が複根歯の根分岐部や根尖近くまで沈着しているためフラップ手術をしても完全なデブライドメントが困難と判断した場合

以上、何らかの問題でその歯が保存困難ではあるが保存できる可能性があり、歯列の連続性確保のために保存したい場合は、最後の手段として意図的再植がある。ただし、意図的再植して折角保存できても咀嚼に耐えられないような歯では意味がない。患者にとって意図的再植して残す価値があるかどうか、患者とともに考え決断しなければならない。

ところで、上記の深い歯肉縁下う蝕への対応では、矯正的挺出が第一選択である。しかし、筆者は、歯肉縁下う蝕で1～2ヵ月以内に挺出処置とう蝕除去が終われば矯正的挺出のみを行うが、深い歯肉縁下う蝕で矯正的挺出期間が長く（筆者の感覚で2ヵ月以上）かかる場合は、状況によっては治療を早く進めるため、途中まで矯正的挺出を行い、十分動揺してきたら意図的再植に切り替えることがある。

意図的再植時の診査と前処置

1．X線写真診査

X線写真は、歪みがなく、コントラスト、黒化度、シャープネスが鮮明なものが必要である。また、できるだけ平行法に近くなるように撮影したい。

2．保存できる歯根の長さを調べる

健全歯質が8mm以上、支持骨が4～5mm以上あることを基準にしている。筆者は、ブリッジの中間支台歯として利用する場合は健康歯質6mmでも再植して保存することがあるが、この場合、フェルールは確保できないが仕方ないと考えている。健全歯質の長さは、根管長測定とX線写真で調べる。

3．残根を意図的再植して保存したい場合は、う蝕の進行度と歯根破折の有無を調べる

初めに、う蝕検知液を使い、バーとエキスカベーターで軟化象牙質をほとんど除去し、健全歯質量（健全歯根長）と破折線の有無を確認する。軟化象牙質を除去していくと、う蝕検知液で染まった破折線がみつかることがある。破折線をみつけたらプローブを使って破折線に沿ってどこまで付着が喪失しているかを調べる。深くまで破折してい

症例1　根管治療で治癒しない根尖病変への再植①

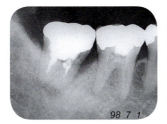 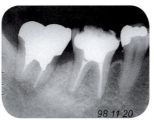 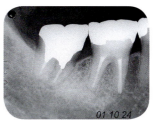

図❶　48歳、女性、7｜。根尖病変および近心プロービングデプス8mm、BOP+++。髄腔内う蝕進行のため、近心歯質が薄くなってしまう

図❷　1998年7月22日、根管治療開始。1998年9月25日、根管充填後、根尖病変が拡大し動揺と咬合痛が発現したため、1999年2月3日、再植に踏み切った

図❸　再植後2年8ヵ月。根尖病変は治癒したが、歯肉縁下近心根面に歯根吸収発現。再植でも歯根吸収が起こることを経験した。近心プロービングデプス4.5mm、BOP+

症例2　根管治療で治癒しない根尖病変への再植②

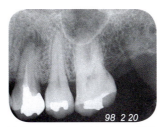 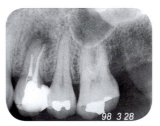

図❹　53歳、女性。｜4の根尖病変と近心歯根膜腔拡大。頬側根管に根管充填材が入っていない

図❺　｜4根管充填。頬側根管は根尖まで拡大できたが、舌側根管は封鎖していて根尖まで拡大できなかった

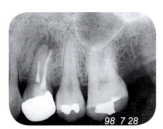 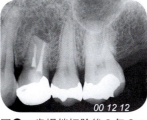 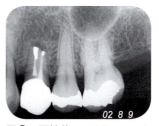

図❻　頬側にサイナストラクトが出現したため、1998年9月19日、歯根端切除で対応

図❼　歯根端切除後2年3ヵ月経過し、再びサイナストラクトが出現したためジグリングして再植することにした

図❽　再植後、サイナストラクトは出現せずに安定している

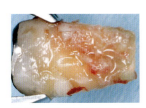 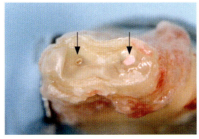 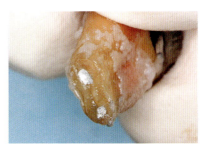

図❾　歯頸部寄りの歯根膜が剝がれているようだが、根面が傷ついていなければ問題ないと思われる

図❿　舌側の根管内に黒い汚染部分が確認できる。また、頬側根管は根管充填材断面の舌側寄りが黒い。根管内の黒い部分をバーで削除して逆根管充填した

図⓫　このころはアマルガムで逆根管充填していたが根管だけであり、頬側根管と舌側根管を結ぶイスムスも削って詰めるべきであった

症例3　深い歯肉縁下う蝕への再植①

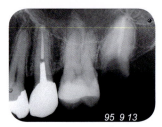
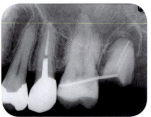
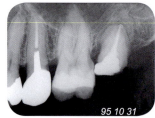
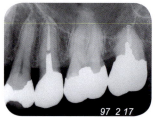

図⓬　29歳、男性。|7歯肉縁下う蝕の保存治療として、再植による外科挺出を行った

図⓭　回転再植して、0.9mmツイストワイヤーとスーパーボンド®で|6と固定。根管拡大後ビタペックス®で仮根管充塡

図⓮　根管充塡完了。1995年10月24日、固定除去し、う蝕を完全に除去した

図⓯　コアとテックを入れてモジュールを使い遠心移動してからクラウンをセット。セット後10ヵ月、安定して骨植もよい。18年間来院が途絶え、再来院時、他院で抜歯されていた

症例4　深い歯肉縁下う蝕への再植②

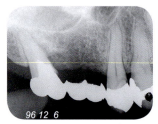
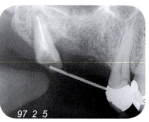
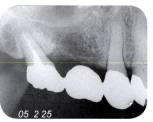

図⓰　48歳、女性。|7の舌側が腫脹し咬合痛があり来院。|7の近心歯質が薄く、プロービングデプス9mm。⑦⑥⑤ブリッジの両支台歯とも歯根膜腔の拡大と歯槽硬線の肥厚が確認できる

図⓱　|7の近心歯根の健全歯質の厚い部分を歯肉縁上に露出したいため、180°回転させて再植した。根形態から無理なく抜歯できるため、MTMの前処置なしに再植した。固定は前方歯群と0.9mmツイストワイヤーとスーパーボンド®で行った。1997年10月24日、プロービングデプス3mm

図⓲　術後8年経過して|7の口蓋側の骨隆起が成長している。また、咀嚼力によると思われる歯根膜腔の拡大と、歯槽硬線の肥厚は続いている。|7近心のプロービングデプス5mm

ると判断した場合は、その状況を患者に説明し、抜歯するか、十分な歯根長があれば接着して再植するかを決めていく。

う蝕をほとんど取らずに意図的再植を行うと、抜歯したときにはじめて健全歯質量や破折に気づくことになり、再植歯として使えない場合もある。そうならないために、前述した処置が必要と考えている。

4. 骨植

通常、歯肉縁下に及ぶう蝕や横破折に対しての意図的再植は、健全歯質を歯肉縁上に必要最小限露出させることが目的であり、骨植のよい歯に行われることが多い。一方、根尖病変が大きい歯、咬合性外傷、歯周病罹患歯、歯根破折歯で動揺が大きい歯を再植する場合は、できれば動揺の原因にアプローチして動揺が多少小さくなるのを確認してから意図的再植したほうがよいと考えている。なぜなら、動揺歯の歯根膜の変性・壊死などが原因で、治療に対する反応がなく、動揺が小さくならない場合は意図的再植しても失敗する可能性が高いからである。

以上から、残根で骨植がよい歯は、できれば矯正的挺出をして動揺させてから、また動揺が大きい歯は消炎処置をして動揺が少しでも小さくなっ

症例5　歯の移植①

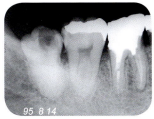
図⓮　症例3と同一患者。8̲|を7̲|に移植することになった。8̲|痛みがあり抜髄し、ビタペックス®で仮根管充填

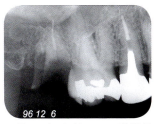
図⓯　7̲|はう蝕により残根状態で保存不可能である

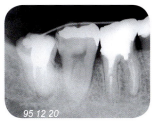
図㉑　8̲|を矯正ワイヤーでアップライトさせて歯根膜腔拡大。アップライト開始して3ヵ月後の状態。歯根肥大しているため、なかなか動揺が大きくならない

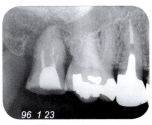
図㉒　8̲|を7̲|に抜歯と同時移植。固定は、6̲|の遠心面とスーパーボンド®で1ヵ月接着固定。歯肉を十分に寄せられなかったところは、来院の度ごとに消毒清掃後、ペリオクリン®を表面に貼付。1996年5月20日、移植歯の根管充填

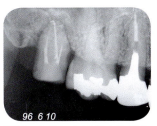
図㉓　十分に歯槽骨の治癒と動揺度の安定を待った。6̲|と移植歯が歯根近接しているため、テックとモジュールで遠心移動させてからクラウンを被せた

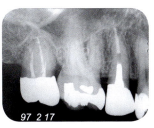
図㉔　クラウンセット後4ヵ月

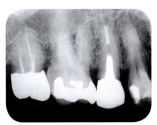
図㉕　17年5ヵ月ぶりに再来院。7̲|の移植歯は何事もなく安定していた

てから意図的再植したほうが成功の確率が高くなる。

移植の適応症

①保存できないため抜歯した抜歯窩に対して、サイズが近い歯根をもつ非機能歯の智歯、転位歯、矯正治療時の抜去歯などの適当なドナー歯があり、抜いたところに再び歯が必要な場合
②6 7あるいは5 6 7欠損の対合歯に加圧要素が大きい6 7 8が存在する場合、大きい加圧要素となる8か7を抜歯して加圧要素を小さくし、対合の受圧条件の悪い顎堤に移植し、受圧条件を改善し、咬合支持を増やしたい場合
③上顎洞が大きく洞底部の骨量が少ない上顎臼歯部の遊離端欠損にインプラントを埋入する場合、

サイナスリフトと骨造成を行い埋入することになる。一方、移植では、骨造成なしにドナーの歯根膜の骨誘導能を利用して、上顎洞内にソケットリフトすることでインプラントに比べて比較的簡単に咬合支持を獲得できる

さて、ここで欠損補綴にあたり、補綴方法をどのように決定すべきか考えてみたい。

最善の補綴方法という観点から考えてみると、1本欠損で欠損部顎堤の頬舌幅・近遠心幅・垂直幅（たとえば骨頂から下顎管までの距離、あるいは上顎洞との関係など）とサイズが合う非機能歯があれば、非機能歯を有効に使うという目的で移植を第一選択に考えたい。次に1本欠損で欠損部にサイズが合う非機能歯がない場合は、中間欠損

症例6　歯の移植②

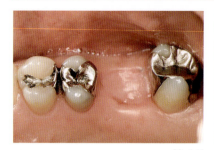

図❷　34歳、女性。2003年1月6日、7┘残根を抜歯後治癒を待って、8┘を移植することになった

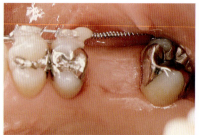

図❷　8┘を6┘に移植するスペースが足りないため、2003年1月22日、8┘を抜歯し、7┘を遠心移動してスペースを確保した

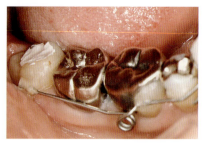

図❷　6~4┘を固定源にして、はじめは016×022インチのエルジロイワイヤー®を使い8┘を挺出させ、動きが鈍いので0.6mmエルジロイワイヤー®に変更し、さらに挺出させ、8┐と咬合させることにより十分にジグリングさせた（動的期間2003年2月24日~2003年5月26日）

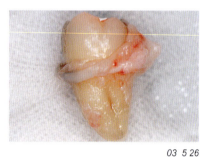

図❷　歯肉えりまきを付けたまま、8┘のドナーを抜歯

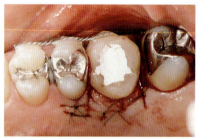

図❸　8┘を6┘部に移植。ソケットの入口は、トレフィンバーとゼクリアバーで形成し、内面はオステオトームでソケットリフトを行った。歯肉えりまきは、6-0縫合糸でフラップと縫合し、他は5-0縫合糸で移植歯と密着するように縫合した。固定は、4~6┘をツイストワイヤーとスーパーボンド®で1ヵ月間接着固定

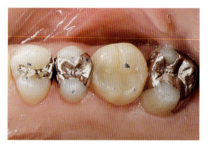

図❸　術後1年3ヵ月。打診音と動揺から癒着はしていない。7┘は口蓋側に矯正移動させ歯列を揃えている

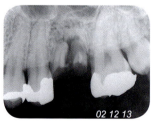

図❸　初診時

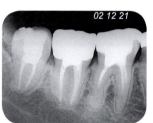

図❸　8┘ドナーを抜髄し、根管充填した。筆者は、確実に根管治療できる場合は術前に根管充填することが多い

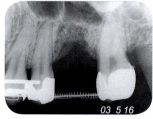

図❸　移植当日の6┘部。6┘の残根抜歯後5ヵ月。抜歯窩治癒過程から抜歯後3ヵ月から6ヵ月以内に移植したい

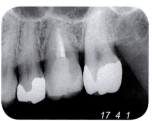

図❸　移植後13年10ヵ月。動揺があり癒着していない

症例7　歯の移植③

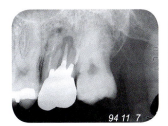 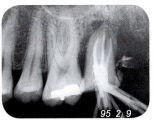 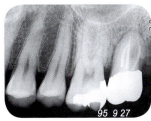 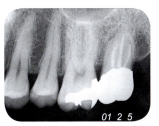

図❸　34歳、男性。7を抜歯して、8を移植することになった。8を抜髄して、7の抜歯前に67を固定源にして8を挺出させジグリングを開始（1994年11月16日～1995年1月18日）

図❸　移植歯の根管充塡。1995年1月18日、8を7の抜歯と同時移植。このケースのような隣在歯の移植は、受容床の抜歯窩遠心骨壁がある程度あって、血餅がたまり、ドナーを受け入れられることが重要である。また、移植歯の遠心の歯肉の縫合も工夫が必要である。6と1ヵ月間スーパーボンド®で接着固定

図❸　8を移植後、舌側と遠心に矯正移動させて保定後、1995年8月11日、移植歯にクラウンセット

図❸　術後6年1ヵ月。根尖付近の歯根膜腔は確認できないが癒着していない

症例8　歯の移植④

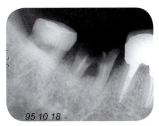 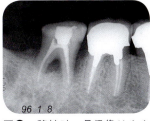 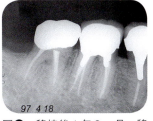

図❹　64歳、男性。7を抜歯と同時に8を移植することになった。8は移植術前に抜髄と根管充塡を済ませた

図❹　移植時。骨梁像はやや不透過性が高い。0.6mmエルジロイワイヤー®で8を挺出させ、7遠心に咬合させて1ヵ月半以上ジグリングしてから移植した。65はポーセレンクラウンのため7と43をワイヤーとスーパーボンド®で1ヵ月間固定

図❹　移植後1年3ヵ月。移植歯の近心から根分岐部にかけて透過像が認められるが、プロービングデプスは4mm以内でBOPも僅かで安定している。ルートトランクが短い複根歯をそのまま移植すると分岐部の付着が起こりにくくポケット形成を起こしやすいが、このケースは根間中隔の回復がまずまずといったところである

ならブリッジかインプラントである。

　現在では、欠損部の両隣在歯がほぼ健全歯であれば、健全歯質を切削しない目的でインプラントを第一選択とする考えが世界的な共通認識のようだ。一方で、ブリッジの支台歯が失活歯であっても歯質が脆弱でなく十分健全歯質が残っていればブリッジを選択しても筆者の臨床においては予後に不安を感じることはないため、筆者はブリッジを選択することが多い。

　ところで、両隣在歯がある程度治療されている、あるいは、う蝕の進行が認められる場合では、健全歯質を切削しないためにインプラントを選択するという理屈は成り立たないが、欠損部の両隣在歯がブリッジの支台歯として予後不安である場合、

1　意図的再植・移植の適応症見極めのポイント　87

症例9　歯の移植⑤

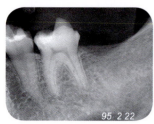
図❸　35歳、女性。7欠損部に8を移植することになった。骨梁像は問題ないと思われる

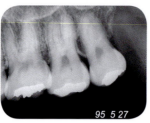
図❹　8を抜髄後、ビタペックス®で仮根管充填し、2ヵ月ジグリングしてから移植した

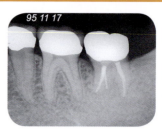
図❺　本ケースではドナーのルートトランクが長いため、根分岐部をソケット内に深く収めることができた。根分岐部内の骨が再生し、近心の骨も再生してきている

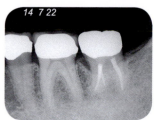
図❻　移植後19年2ヵ月。移植歯近心の骨形態が斜めになっているが、炎症はなく安定して癒着もしていない

両隣在歯を保護するという目的ならインプラントが適応といえるかもしれない。

インプラントを選択する場合は、欠損の原因を突き止めておくべきだと考えている。なぜなら、強い咬合力が原因で抜歯に至った場合、インプラントや隣在歯、あるいは対合歯に強い咬合力によるトラブルが生じる可能性が出てくるからである。また、全顎の状況を総合的に判断してインプラントが対合歯を傷めないか、前後左右の咬合のバランスを壊さないかを検討したうえで選択すべきであろう。

以上、述べてきたように欠損補綴に対してパーシャルデンチャーか、移植か、インプラントかという議論は、以前からはっきりした根拠のないまま現在に至っているが、結局のところ、術者の診断力、技術力、考え方で治療方針が決定されているようだ。ただし、どんな方法で補綴するにしても、術者なりのしっかりした根拠の基に決定するべきであろう。

　おわりに

移植とインプラントの特徴を比較してみると大きく異なるのは、天然物と人工物という違いである。つまり、天然のものは何らかの原因に反応してくれるが、人工物は反応してくれない。う蝕、動揺、破折、数の制限がある、などの天然歯の移植では、患者の生活にかかわる何らかの原因（食事、歯磨き、咬合力、ストレス、薬など）が移植歯に影響することで生活の乱れを改善するきっかけを与えてくれる。

一方、インプラントではその反応が現れにくいため、患者の生活改善には結びつけにくい。現在、口腔の健康から全身の健康へという考え方が強調されていることから、生活改善をキーワードとすると、インプラントよりも移植が優位に立つという考えも成り立つ。

【参考文献】
1）Andreasen JO，月星光博（監訳）：カラーアトラス歯牙の再植と移植の治療学．クインテッセンス出版，東京，1993．
2）下野正基，飯島国好（編）：治癒の病理（臨床編 第3巻）—歯の移植・再植 歯根膜をいかす．医歯薬出版，東京，1995．
3）下地 勲：歯根膜による再生治療—インプラントを考える前に．医歯薬出版，東京，2009．
4）新井俊樹：総合治療における自家歯牙移植，再植の生かし方．デンタルダイヤモンド，31（3）：31-54，2006．
5）押見 一：「歯牙移植」を考える．あるスタディー・グループの歩みⅡ．GC友の会，1990．
6）塚原宏泰：抜歯する前に考える意図的再植．日本歯科評論，72（11）：2012．
7）押見 一：線を引かない歯科臨床．医歯薬出版，東京，2016．

第3章 移植・再植を視野に入れた診査・診断

【座談会】歯の保存における移植・再植の位置づけ

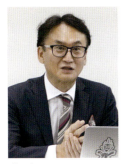

塚原宏泰 *Hiroyasu TSUKAHARA*
東京都・塚原デンタルクリニック
臨床歴：29年
（司会進行）

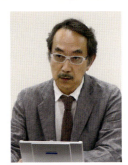

押見 一 *Hajime OSHIMI*
東京都・押見歯科診療室
臨床歴：46年

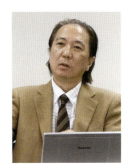

新井俊樹 *Toshiki ARAI*
東京都・新井歯科医院
臨床歴：34年

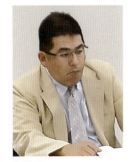

福田哲嗣 *Tetsuji FUKUDA*
東京都・福田歯科医院
臨床歴：25年

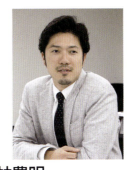

小林豊明 *Toyoaki KOBAYASHI*
東京都・五大歯科
臨床歴：9年

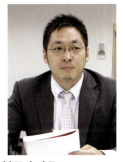

石川福太郎 *Fukutaro ISHIKAWA*
東京都・塚原デンタルクリニック／
千葉県・行徳TM歯科
臨床歴：9年

座談会開催にあたって

　歯の移植は1970年代にデンマークのAndreasenらを中心とし、理論的背景や術式などが確立されました。

　わが国においては、歯の移植臨床の先駆者の一人ともいえる押見 一先生が、歯の移植と歯の移動、さらにはインプラントとパーシャルデンチャーをうまくコンビネーションして、患者の咀嚼の確立と永続性を実践しています。私は50代ですが、われわれの世代は多くの先生が歯の移植を経験していると思います。しかし、いま30代の先生方は歯の移植より、インプラントを治療に取り入れているほうが多いのではないでしょうか。

　今回、移植を取り入れた歯科臨床を見直し、若い先生方に、移植をどのように臨床に取り入れたらよいのか、具体的な術式、症例を交えて、若手、中堅、ベテランという3世代でディスカッションしていきたいと思います。

（コーディネーター：塚原宏泰）

移植症例 （押見 一）

移植症例の発表

押見 患者は36歳の女性で、左側の臼歯部が**図1**のようになっています。7̄がなく、6̄7̄も欠損しており、④̄⑤̄6のの延長ブリッジとなっています。デンタルX線写真10枚法から全体をみると、6̄欠損でブリッジになっていますが、歯の連続性が保たれており、大きな問題はありません（**図2**）。エンド、適合も大きな問題はなかったので、左側の上下をどうするか様子をみていたところ、数年後、久しぶりにご主人とテニスをしているときに、5̄が破折してしまったようです（**図3**）。

インプラントについては、友人から術後経過がよくないという話を聞いており、できれば他の方法を希望とのことでした。

5̄は歯根の断面が楕円形で、単根であり、歯の移植にはもってこいの歯だと思います。これをドナー歯に選んで、④̄⑤⑥のブリッジにしました。

対合歯の6̄は3根で、下顎は5̄を90°回転させて6̄へ移植しました。X線写真では少し太めに見えますが、決してボリュームの十分な歯ではないです。この歯は先細りでしたのでジグリングをしなくても十分に移植ができると思いますが、失活歯のために破折の防止も考え、2ヵ月間ジグリングをして移植しました。

図4bは移植後1年3ヵ月で、問題はありません。**図5a**は同5年4ヵ月です。同14年4ヵ月が**図5b**で、問題は出ていないように思います。歯根膜腔がみえますし、生理的な動揺もあります。

それからほぼ10年間来室が途絶えて、今年お越しになりました。上顎のブリッジは、ポンティック部の骨の状態から非常に安定して、よい感じに

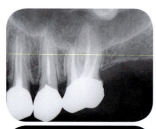
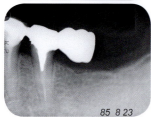

図❶ 36歳、女性。7̄|7̄ 6̄|6̄7̄ 欠損。左側の臼歯部は5歯すべて失活歯。下顎は④̄⑤̄6のの延長ブリッジ。患者はこれでよいという

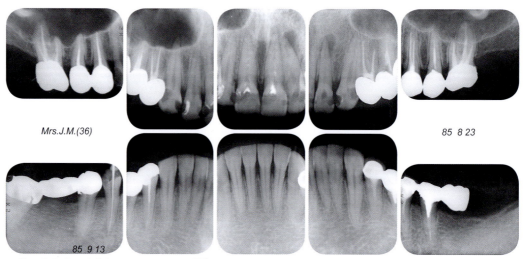

図❷ 大臼歯5歯欠損、失活歯12歯。④̄の違和感が主訴。必要最低限の処置を希望。右下初診時のX線写真は紛失

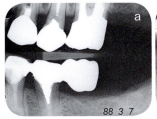 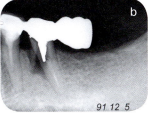 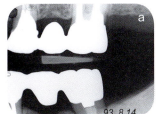 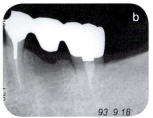

図❸　適合不良から6のクラウンをやり直した。bはそれから同3年9ヵ月、5が歯根破折

図❹　5を6に90°回転させて移植。術前のジグリング2ヵ月

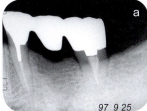 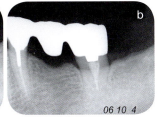 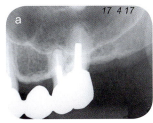 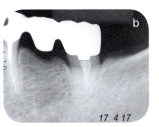

図❺　aは移植後5年4ヵ月、bは同14年4ヵ月。9年間で大きな変化はないが、歯槽硬線がはっきりして、近心から頬側の骨が吸収した

図❻　10年間来室なし。移植後24年11ヵ月。骨梁は明瞭で、歯根膜腔が広がり、遠心は表面吸収。これは力に耐えている状態

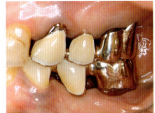 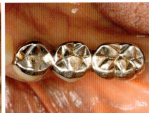 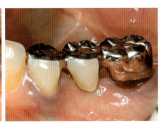

図❼　咬合面の金属は咬耗し、鈍く曇っている。これはブラキシズムによるものではなく、咀嚼によるものである

経過していると思います（図6a）。下顎は、移植後24年11ヵ月と四半世紀が過ぎましたが、生理的動揺もあり、癒着はしていません。6の遠心の歯根膜腔が少し波打っているような感じで、表面吸収かと思いますが、咬合性外傷でもこうしたことが起きます。加わる力をうまくコントロールできれば、時間はかかると思いますが、きれいな歯根膜腔になると思います（図6b）。

10年間来室されませんでしたが、メインテナンスが非常によくできていますし、硬質レジン前装冠の状態もきれいです。心身ともに健康な方の口腔内という感じが読み取れると思います（図7）。しかし、残念ながら咬合面はブラキシズムによるファセットではなく、咀嚼による強い力がかかっていて、10年でほとんど"べた当たり"という状態です。これでは歯の負担が大きいのではないかと思います。それがX線像に出ているのです。歯冠形態を修正していけば、今後も問題なく機能すると思います。

参考症例（図8）については、以前、私がやり直した7のクラウンの咬合面が、模型の断面図でわかるかと思いますが、噛ませるというのは、噛ませない部分をしっかりと作らないといけないということです。歯の咬合面というのは、金属ポーセレンであれ、エナメル質であれ、増えることはなく、減っていく一方です。どう減るかというと、多くの場合、ガイドしている歯が咬耗するので、平坦になっていくわけです。ですから、あるときから7のような中心部で咬頭嵌合位だけ接触するような咬合面を作るようになりました。

参考症例（押見 一）

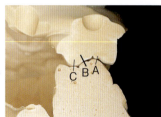
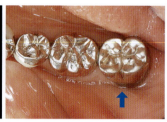

図❽　経過とともに接触面積が大きくなり、負担過重になる。咬頭嵌合位だけ接触する咬合面形態で、7⏌のクラウンを作り直した

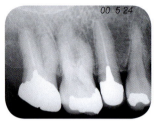
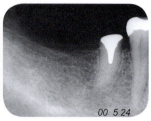
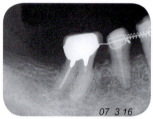
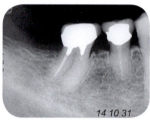

図❾　7 6⏌欠損、5⏌は破折の疑いあり。義歯は使っていなかった。7⏌をドナー歯にしたが、近心根が湾曲している

図❿　ジグリング4ヵ月、7⏌頰側2根を口腔外で分割して移植し、口蓋根は再植。6年後5⏌を抜歯し、口蓋根を移植

　それから、対合している歯の状態や歯根が何本あるかを考えること。複根に対して単根の歯を咬合させるのは厳しいわけですが、臨床というのは条件のよいケースだけを選んで治療するわけにはいきません。図9、10のケースは7⏌の頰側2根だけを先に6⏌部に移植して、それからほぼ6年ぐらいしてから、残しておいた5⏌も破折したので、抜歯して7⏌の口蓋根を移植したのです。ですから、6⏌の3根に対して6⏌の2根、少し近遠心側に幅広いのでいけるかと、できればそういう配慮もしながらいければよいと思います。

ディスカッション

●ドナー歯の選択

塚原　ドナー歯の選択はとても難しく、選択を誤ると予後に影響すると思います。ドナー歯の選択についてお話しいただけますか。

押見　よく「機能歯を移植に用いるのはどうか」と聞かれますが、私は全体を考えて、ほかにドナーとして適切な歯がなければ、機能歯を使うことに躊躇しません。とくに最初の症例のように、対合側にドナーを求める場合は、加圧要素を減らすという意味もあります。それにこのケースは5⏌が破折したため、実際は5⏌は機能歯ではありません。

塚原　5⏌を抜歯してしまうと、歯列の連続性が失われるので、そこはどのように補おうとしていますか。

押見　ブリッジにするのですが、もし、きれいな天然歯だったらできるだけ切削を少なくすることを考えます。いまならもちろん接着も使えるので、パーシャルベニアクラウンで審美性もできるだけ確保し、場合によってはインレーとアンレーのブリッジ、それを接着用セメントでセットすれば、犠牲は少ないと思いますね。

塚原　犬歯の切削リスクを考えると、第2小臼歯を選択することでよろしいですか。

　治療計画に時流も反映されていますが、押見先生は、1991年に⏋5 6 7 欠損に歯の移植を計画しています。私ならインプラントを選択すると思うし、若い歯科医師もインプラントを第一選択にすると思います。機能歯のドナー利用について、石川先生はどのように感じていますか。

石川　連続性のある歯列を崩して、機能歯をドナーに使用するのはかなり抵抗があります。

現在の私の経験や技術であれば、このケースは移植以外の方法、つまり、インプラント治療またはパーシャルデンチャーを検討すると思います。ドナー歯を確保するために術者が欠損を作ってしまうことと、小臼歯を大臼歯部のブリッジ支台として機能させることに不安があるからです。

塚原　歯の移植によって、歯根膜の耐久性は当然落ちます。移植における歯根膜の劣化についてはどうお考えですか。

押見　ドナーに機能歯を使うことのメリットは、歯根膜が健康で元気なことです。臓器移植もそうですが、健康な人の臓器のほうがよいわけです。機能していて、歯根膜が元気な歯を移植したほうが、成功率が高いと考えられます。

塚原　根未完成歯の移植の成功率は、かなり高いですよね。そういう意味でも、全体をみて、どれがドナー歯に使えるのかを判断すべきだと思います。その結果、適当なドナー歯がない場合は、別の治療方法を選択します。この症例に関して、術後25年間、顎位の安定と機能が確保されたことは、十分に満足のいく結果であると思います。そのあたりは小林先生、どうお考えですか。

小林　|5は破折して欠損しています。それを補うために、ブリッジの形態は違いますが、失活している|5をドナー歯として使うことに、破折の怖さなどはなかったのかが気になりました。私なら、咬合力を負担できるのか、再び破折が生じることになるのではないかと不安に感じてしまいます。

押見　|5の破折は大きな延長ポンティックと、この患者のチューイングパターンが水平的で、グラインディングであることが関係していると思います。それと、左側の臼歯部すべてが失活歯というのも残念ですね。そこが、限られたドナー歯のなかから選ばなければならないという歯の移植の宿命だと思います。もともとどこにあった歯かというよりも、歯根膜があれば移植はうまくいく。ただ、欠損歯列の条件が厳しいケースでは、それだけではないことを経過の長い患者から教えてもらっています。

新井　臼歯部は臼歯の形を、前歯部は前歯の形をしているのには、それぞれ理由があるのです。やはり、インプラントに比べてドナー歯では、カントゥアが自然なので、自浄作用が働きやすく、咀嚼時の食物の流れによる歯肉への刺激も効果的だと思います。

● 移植の成功とは

塚原　術後5年経過した|6のドナー歯のX線写真をみると、歯根膜腔の状態をある程度追えることが移植の成功と考えてよいでしょうか。反対に、もし追えなかったら、癒着の可能性があると考えるべきでしょうか。

押見　そうですね。長い経過できれいな歯根膜腔は、先駆者の方々の症例にも決して多くはないと感じています。

塚原　術後経過ですが、臨床所見として打診、動揺、フレミタスなどを診査し、アンキローシスの状態を確認する。また、デンタルX線写真では内部吸収、外部吸収、表面吸収などをみていきます。その他に診査することはありますか。

押見　癒着がある場合は、たいてい咬合していないことが多いですね。

塚原　咬合紙で診査することが必要ですね。

押見　そうです。しっかり噛んでいる歯は癒着がなく、一部でも癒着していると咬合紙は抜けてきます。

塚原　癒着したドナー歯は、まさしくインプラントと同じような状況になるということですね。

押見　このことはあまりいわれていませんね。

新井　最初のケースは、上顎はドナー歯ではないので、ブリッジだとしても、わずかな挺出は起きます。ドナー歯においては、一般的にいわれている挺出力が弱くなってくるはずですので。

押見　癒着したドナー歯は、インプラントと同様

に挺出（能動的萌出）はしません。

新井 いくらよい条件で、よいドナー歯を使って移植したとしても、もともとあった歯のようにはなかなかなりません。移植という外傷による炎症の後遺症として、歯根膜に何かが起こっているから、普通の歯と同じような挺出はしないでしょう。

石川 ドナー歯の挺出はゆっくりということですか。

新井 挺出するかどうかはわかりませんが、その可能性はあります。

塚原 少なくとも、経過観察時に咬合を診査することは必要です。患者は10年間中断し、術後25年である2017年の4月17日に来室されましたが、問題はありましたか。

押見 そうですね。10年間、咬合調整ができなかったのは非常に残念です。もし調整ができていたら、この歯根膜腔の拡大は抑えられたと思います。とくに遠心の表面吸収はなかったのではないかと思っています。

新井 術後25年間、補綴物はそのままですよね。

押見 咬合面形態を修正しようとは思っていました。というのは、本来3根の┌6に単根の┌5を移植しているので、対合関係からして、下顎のブリッジの負担が大きいのはあきらかです。先ほども言いましたが、X線写真からもそれが読み取れます。

塚原 再来室後、この方の咬合調整は、どのようにされたのですか。

押見 咬頭嵌合位での咬合紙の印記部分の中心を残して、周囲を削っていきました。いわゆるリシェイピングでしょうか。扁平足に土踏まずを作る、という感じです。

●私ならこのように治療する

塚原 押見先生にうかがいます。いま、この患者が診療室に来たら、別の治療方法を提案されますか。

押見 すべてが生活歯ではないことからすると、やはり移植をして、荷重負担にならないような咬合面形態の補綴物を作ります。おそらくインプラントにはしないと思います。もし患者の希望でやるとしたら┌6部に1本埋入します。

新井 あえて尋ねますが、┌5が破折していても、┌5 6部にインプラント2本は埋入しないということですか。

押見 はい。左下だけが強すぎて、バランスがよくないと思うからです。

新井 対合歯が失活歯で、咀嚼による力の負担があるということですね。

押見 インプラントにする場合でも、力の負担を最少に留めたいと思います。

塚原 では小林先生、このケースの主治医だとして考えてください。36歳の女性で、少しDMFTが高い。7|7／6|6 7 欠損がある。

小林 ┌5が破折していると考えると、私なら、押見先生とまったく逆なのですが、┌5 6にインプラントを2本入れ、上部構造はジルコニアを選択します。

押見 ある会で同じようなテーマを話し合っていたときに、「なぜインプラントにしないのか」という発言がありました。「患者にとってインプラントは絶対に優しいと思います」と言われたのですが、私は逆だろうと思っています。どう考えても、移植のほうがインプラントより生物学的な処置だと思いますし、きちんとしたブリッジにする場合のマイナスはほとんどないという統計があります。

　バージントゥースで1歯欠損の、1ユニットのブリッジにするという、最少の犠牲で審美性も考えた削り方をすれば、それは信頼できる補綴法だと思います。骨に癒着して動かないインプラントが長い間生体に調和していけるのか、対合歯や隣在歯と調和できるのか、そこだけ別世界を作るというのはどうなのでしょうか。ただ、力の問題がない患者では、どちらのアプローチでも何も起こりません。われわれが苦労するのは、ブラキシズ

ムに代表される、力の強い患者の場合です。

塚原　中堅の福田先生は、このケースを担当するとしたら、どのように対応しますか。

福田　私なら移植を選択します。インプラントという人工物を使うことによって何か思いもよらないことが起きるというリスクが非常に怖いのです。

塚原　その場合、治療計画をいろいろ提示すると思いますが、インプラントも計画に入れますか。

福田　入れます。いくつかの計画を提示するなかで、インプラントか移植かということになれば、私は移植を勧めます。

塚原　パーシャルデンチャーを含めてでもですか。

福田　はい。

塚原　同じ質問になりますが、新井先生はどうでしょうか。

新井　私でしたら、6⏌部にインプラントを入れて、4⏌でKey & Keywayか、あるいは4⏌をダブル冠のような形にして、患者が外せるブリッジにします。

塚原　石川先生はどうですか。

石川　私も6⏌部にインプラントを1本埋入し、可撤性のブリッジを選択すると思います。早めに6⏌部の延長ポンティックを除去し、6⏌相当部にインプラントを埋入すれば、5⏌の破折は防げたのではないかと思います。

新井　治療計画を立案するにあたり、最近は咬合力をとても意識した補綴設計に変わってきています。力が強すぎる人の場合には、移植でもインプラントでも経過不良になります。逆に力の弱い人の場合には、パーシャルデンチャーでもよいと思います。

塚原　以上で、移植症例のディスカッションを終わります。押見先生、ご発表ありがとうございました。

再植症例　（新井俊樹）

再植症例の発表

新井　再植を経験された方は、感覚的に、ほとんどうまくいくと思っているのではないでしょうか。文献的には、成功率は8割というデータが出ていますが、手順を踏んで行えばほとんどうまくいくとなると、非常に有効な治療の手段だといえます。

　深い歯肉縁下う蝕、あるいは根尖病変がなかなか通常の根管治療では治らないケースなどに有効です。極端なケースだと、歯が割れている場合などが適応で、私は以前から再植を行っています。また、もう駄目だと思って抜歯してみたら、意外にも再植すればまだ使えるかもしれないというケースにも遭遇します。その際、根尖孔外にバイオフィルムが付着していたら、根管内から根管治療をしても絶対に届かないので、治癒は望めないですね。根管治療を行って治らないケースでは、根尖のほうに破折線がある場合もあります。あるいは、根尖孔外にバイオフィルムやその他の起炎物質があるかもしれません。歯根膜、セメント質が変性、壊死しているかもしれないと想像して、最終的に再植に踏み切るわけです。

　ここで提示するのは、根管治療は十分に行いましたが、成功しなかった症例です。患者は初診時44歳の女性で、主訴は咬合痛でした（図1、2）。このような大臼歯の場合は、0.9mmのワイヤーなどを使い、真上に挺出する力を加えて対合歯と咬合させ、上下にジグリングさせます（図3）。

　この歯を抜くと、近心根の病変がなぜ治らずに再発したかが納得できました。この抜去歯の状態では、きれいな根管充填は不可能だったことが一目でわかりました（図4）。6⏌は2根管に分かれ

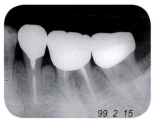
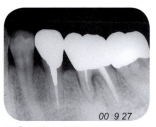
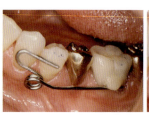

図❶　1999年2月初診。44歳、女性。2000年2月、⌐6に咬合痛があり、根管治療を開始

図❷　咬合痛が再発したため、再根管治療をしてビタペックス®で経過観察

図❸　症状が消えないため、再植することにした。0.9mmクラスプ線により挺出させ、2ヵ月間ジグリングしてから再植

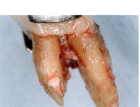
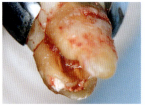
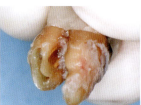
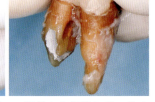

図❹　十分に動揺してから抜歯。近心根尖孔の頬側根管と舌側根管の間のイスムスに、黒い汚染層を確認した

図❺　ルーペや顕微鏡を使い、根尖から汚染しているように見えるところをバーで除去し、当時はアマルガムで逆根管充填した

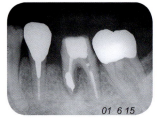
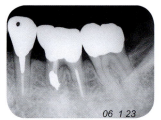

図❻　再植

図❼　再植後4年7ヵ月。咬合痛は消失し、経過良好であるが、術前からある近心根周辺の骨梁の不透過像が気になる

ていましたが、根尖のほうで繋がっていました。そして、根尖までうまく充填されていません。そこを20倍の顕微鏡を使って、根尖付近のバイオフィルム、黒っぽいところ、あるいは変性、壊死していると思われるところを、バーやキュレットスケーラーなどで削って、きれいにしました。十分に汚染を除去できたところで、逆根管充填材として当時は、教科書的にアマルガムを使っていました（図5）。現在では、スーパーボンド®、あるいはガッタパーチャポイントを用いています。

再植の経過は良好です。2006年までのX線写真をみると、根尖のほうは少し歯根膜腔がみえてい ませんので、ひょっとしたら一部が癒着しているかもしれません。また、骨梁の不透過像が気になります（図6、7）。

 ディスカッション

●意図的再植で気をつけること

塚原　新井先生には歯の再植症例を発表していただきました。再植の目的は歯の保存で、欠損を作らないための処置です。その術式の1つに意図的再植があるという位置づけでよろしいですね。

昨今、いろいろな学会や研修会がありますが、とくにインプラントの研修会では、なるべく早め

に抜歯をして、条件がよいところにインプラントを入れようともいわれています。歯を保存する意義は非常に大きいですが、新井先生が意図的再植をするにあたって、技術的に気をつけているところをお話しください。

新井　深い歯肉縁下う蝕の場合、残根を抜歯するにしても非常に難しいです。歯冠が崩壊したう蝕では、X線像で透過像よりもう蝕が進んでいます。その場合、普通に抜歯すると歯根自体をかなり傷めてしまいます。私は残根自体がかなりぐらぐらしている歯であれば、歯肉線維を切断して抜歯します。動揺が大きく根尖病変も大きい歯は、歯根や歯根膜をあまり傷つけずに抜けます。動揺がなくしっかりしている場合は、やはり挺出させますね。

塚原　再植は抜歯をしなければなりませんから、抜歯に対する技術的な部分に非常に気を遣うということですね。
　小林先生は、再植も行いますか。

小林　再植の経験はそれほど多くないのですが、行っています。以前、大臼歯で抜けなくて困ったことがあります。

塚原　それは、矯正的挺出をしたうえで行いましたか。

小林　していませんでした。

塚原　いきなり骨植のよい歯をつまんで再植しようと思ったら、うまくいかなかったということですか。

新井　それは怖いというか、やってはいけないことですね。

塚原　大臼歯の場合、術前の矯正的挺出はどれくらい行う必要がありますか。

新井　大臼歯の場合、再植だけではなく、移植でもそうですが、2ヵ月以上は必要ですね。

塚原　前歯の場合や、単根の場合はどうですか。

新井　単根の場合は、少なくとも1ヵ月以上は必要です。なるべく、ぐらぐらになるまで行いたい

表❶　移植の臨床的成功基準

①不快症状がない
②炎症傾向がない
③動揺が生理的動揺以下（癒着を含む）で、咀嚼時に支障がない
④緩慢な置換性吸収はあるが炎症はなく、長期に安定している
⑤部分的に付着の喪失はあるが炎症はなく、長期に安定している
⑥X線写真上で歯根膜腔、歯槽硬線の不明瞭や喪失部分があっても炎症はなく、長期に安定している

ですね。

塚原　大臼歯では、0.9mmワイヤーのクラスプでパワーいっぱいに挺出をかけるのですか。

新井　はい。それで、できるだけぐらぐらの状態にさせます。

石川　ただ矯正的挺出を行うのではなく、対合歯と咬合させ、意図的に咬合性外傷を生じさせるということですよね。

新井　噛ませないと、ぐらぐらになりません。結局、寝ても覚めても、噛んだり咀嚼したりしているため、縦にも横にも動かされます。結果的には、ジグリングになり、相当ぐらぐらになります。

塚原　歯の移植、再植の技術的な問題点として、抜歯の難しさが挙げられます。抜かなければならないのに、骨植がよいと抜歯が困難となる。歯根膜や歯根を傷つけない抜歯のテクニックが重要です。

新井　そのとおりですね。

● よりやさしくできる再植法と固定

塚原　先ほど小林先生がおっしゃったように、抜こうとして抜けなかった経験があると、別の患者の治療計画では、再植を選択しなくなるでしょう。この増刊号の意義の一つは、再植をよりやさしく行える目標と指標を作ってあげることです。

石川先生は再植を行っていますか。
石川　私は前歯部でしか経験がありません。浅い歯根破折に対して、矯正的挺出と併用することが多いです。エンドの問題であれば、小臼歯までは歯根端切除で対応しています。大臼歯の再植は、やはり複根歯を一度抜歯することへの不安があります。
塚原　他に、再植で気をつけることはありますか。
新井　抜くときに、歯肉線維を切ってから抜くことです。以前は、細いメスを使って歯肉線維を切っていたのですが、余計なところも切れてしまい、再植歯として使いにくかったです。いまは、研いだ短針で歯肉線維を切っています。そうすると、とても抜きやすいのです。歯肉がちぎれてしまうと治癒も悪くなりますし、そういう意味からも、切ってから抜いたほうがよいです。
塚原　なるほど。抜歯前にどのようなかたちであれ、環状靱帯をしっかりと切っておくということですね。イメージとして、どのくらいの長さですか。
新井　歯周ポケットから入れて、骨に当たるまでです。また、再植歯を抜歯したときに、問題となっている病変はしっかり除去します。歯根を技工用の顕微鏡を使って、根尖部や破折線の有無などをしっかり確認します。
塚原　根尖に病変やキャビティがあれば、そこには逆根管充塡をするということですね。材料は、いまならMTAになると思います。この症例のころは、アマルガムかスーパーボンドを使用していたということですね。
　では、再植歯の固定はどうするのですか。
新井　再植の場合は、歯槽骨を削るわけではありません。きちんとはまれば、それで取れないことが多いので、縫合固定が多いです。
塚原　たとえば歯肉縁下う蝕などの意図的再植で、元に戻らないようにする工夫として、どのようなことをしていますか。
新井　"回転再植"と呼んでいることを行っています。これは、回転させて、どこで止まるかという方法です。回転させつつ位置を変え、これ以上入らないという位置を探します。
塚原　たとえば、根尖にスポンゼルやテルプラグのようなものを置いて、元に戻らないようにする工夫などはどうでしょうか。
新井　回転させると、必要以上に歯根膜が露出してしまうケースもあります。そのようなときは、もともとあった位置に戻すしかない場合もあります。そこで考えたのは、大きなハイドロキシアパタイト顆粒を少し入れ、つっかえ棒にしておいて、留めておく。これでまったく問題なく成功しています。ですから、スポンゼルやテルプラグのようなものを少しシートさせて上げておくのは、非常に有効です。
石川　Bio-Ossや骨補塡材もよいのですか。
塚原　同じではないでしょうか。

●私ならこのように治療する

新井　図8～11のケースを見て、どのような治療方針を立てますか。|7のう蝕はかなり深いです。う蝕を全部とると根分岐部に穿孔しますし、歯根も近接しています。
小林　下顎もそうですが、上顎も問題ですね。これではきつく、補綴ができないので、広げたいと考えます。そうすると、|8は広がってくれないので|8を抜きたいですし、|6 7を遠心に送りたいというときに、|8がとても邪魔になってくるので、やはり抜きたいと考えます。
　|8はとても健康で、歯根の形態もよいですし、|7に使ってあげることで有効利用したいと思います。|7は、う蝕もかなり深そうで、頑張って矯正的挺出させるなど、いろいろやったら残るかもしれませんが……。やはり、条件のよさそうな|8を使ってあげたほうが、歯根膜の面積や、術後の補綴治療などを考えたときには、やりやすいと思います。

参考症例　（新井俊樹）　●みなさんはどのような治療計画を立てますか？

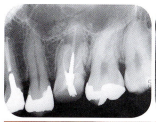
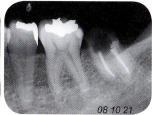
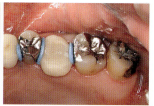
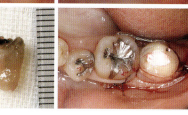
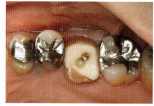
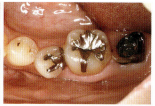
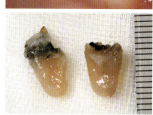

図❽　35歳、女性。主訴は、治療途中の歯が多いので治したい

図❾　7̲は保存できないため、抜歯と同時に非機能歯の8̲を移植することにした。左上の歯根近接を改善することと、8̲の歯根膜腔を拡大するためにモジュールによる移動とテックの修正を繰り返した。移植後、1ヵ月間しっかり固定

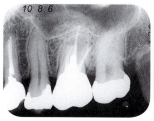
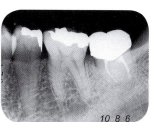
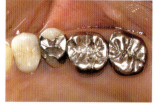
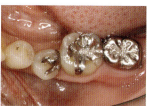

図❿　左上のエンブレジャーは正常に回復した。7̲のドナー歯は、クラウンを仮着して経過観察中。X線写真では歯根膜腔や歯槽硬線を確認でき、生理的動揺もあって理想的治癒像を呈している

図⓫　術後1年9ヵ月。歯根近接は解決し、理想的なカントゥアのクラウンをセットできた

石川　私も小林先生とほとんど同じ考えです。7̲は根尖病変もありませんし、抜歯直後の移植がよいと思います。この症例のように、智歯をドナーとする移植は、ドナー歯にも受容床にもメリットがあることが多いため、非常に有効だと考えています。

新井　福田先生はいかがですか。

福田　患者の年齢が35歳と若く、今後の人生も長いので、いよいよ7̲が駄目になったときのために8̲はとっておきたいと思います。

新井　6̲〜8̲ですが、8̲は対合歯がありません。

福田　どこまでみるかですが、必要があればやることになるでしょうね。

新井　とにかく7̲を抜かないで残したいという考えですね。

福田　結果が出たら、移植しそうな感じもします。中の状態がどうなっているかわからないので、見てみたいですね。

新井　いまおっしゃったように、8̲は残しておいて、7̲を抜いたとき、インプラントを7̲部に埋入するというのはどうでしょうか。

小林　そう考える先生は、かなりいると思います。

塚原　インプラントフィクスチャーの埋入は、舌側に倒さないように工夫するのが技術的に難しいです。上部構造が舌側に傾斜してしまうと、舌房が狭くなります。7̲のクラウンレングスニングはどうでしょうか。

新井　クラウンレングスニングしても7̲は残せな

いでしょう。
　このケースでは、7を抜いて、それとに同じようなサイズで、かつ対合歯がない8があります。小林先生がおっしゃったように、邪魔な8を抜歯して、67を少し遠心移動すれば、クラウンがきれいに入ります。私は移植の経験はあるものの、対顎に移植した経験がない方には、とてもよいケースだと思います。こうしたケースはときどきあると思います。

塚原　無歯顎に移植するよりは、抜歯窩に移植したほうが、初心者は楽だと思います。

新井　まずは抜歯窩ですね。

塚原　インプラントの埋入は、ガイドシステムが発達してきて非常に安心できるようになっています。一方、歯の移植は、ドナー歯と受容床のマッチングに苦労することがあります。
　上顎は、骨が軟らかくて受容床の骨幅も広いため、比較的歯の移植は行いやすいです。しかし、下顎は骨も硬く、ドリリングが難しいこともあります。押見先生が下顎に移植するときに先細りの単根歯をドナー歯に選ぶのは、そういうことも理由の1つだと思います。新井先生のケースのように、非機能歯を機能歯として再活用できます。しかも、抜歯と同時に移植ができるというのは、初心者向けだと思います。新井先生、ありがとうございました。

症例を振り返って

塚原　この座談会では、歯の移植や再植をする場合の診査・診断をテーマに、押見先生と新井先生の症例を供覧し、ディスカッションを行いました。そのなかで、術式や勘所などを症例に沿ってうかがいました。結果的に、成功するのかしないのかは非常に重要です。そこで、移植の臨床的な成功基準を新井先生が定義してくれました。
　それを挙げますと、不快症状や炎症傾向がない。動揺は生理的な動揺、もしくは咀嚼に支障がないぐらいの動揺。表面吸収や置換性吸収が部分的にあってもよい。部分的な付着の喪失はあるが感染はなく、長期的に安定している。X線写真上では、押見先生の術後経過のなかでもありましたが、歯根膜腔の連続性やイレギュラーな部分をどうやって読み取っていくかがポイントですね。
　臨床的には、診査において打診や動揺、付着を確認する、歯周組織を確認する、そして最後に咬合状態を確認する。それから、対合歯だけではなく、近遠心のコンタクトの状況も確認していく。X線写真を撮って、成功基準以下となるところは照らし出していく。このような定義はどうですか。

石川　この基準をもとに、インプラントの成功率と比べてもよいですね。

小林　移植の成功率というのは、論文によってかなり幅があると思います。

新井　抜歯後即時移植であれば、生存率は高いですよね。

押見　そうです。

新井　どうすれば成功するかが重要だと思います。前歯部に近いものを大臼歯部に移植するなど、あきらかに負担が大きいところに弱い歯をもっていくような選択をすると、ドナー歯の歯根膜が健康でも、失敗する可能性が高くなるでしょう。

塚原　新井先生の経験では、失敗症例はいまのような力の問題やバランスが関与しているということですか。

新井　ドナー歯を抜歯したケースでは、強い咬合力の持続が原因と思われたので、力の負担を軽減するために、クラウンやブリッジを外して、完全に力を開放しました。しかし、いつまで経っても

表❶ 歯の移植（・再植）が初めての方にお勧めしたい条件

①原則、ドナー歯は非機能歯
②ドナー歯が単根
③抜歯と同時に抜歯窩へ移植
④ドナー歯と抜歯窩のサイズが近い
⑤ブリッジでなく、単冠修復
⑥移植することで、歯列の連続性が出て、固定しやすい

動揺が治まらずに回復しないので、抜歯しました。

塚原 術後の安静期間を設けることは重要です。2ヵ月ぐらいで生着してきて、咬合させ、そのときに過度な力がかかったり、強くガイドをさせてしまうと、強い力がかかってしまいます。

新井 持続的に強い力が加わっていると、歯根膜が循環障害に陥り、ドナー歯の歯根膜では耐えられないのでしょう。

塚原 長期的にいうと、置換性吸収ということになるのでしょうね。

新井 中年期以降の移植では、置換性吸収が急速に起こらないかぎりは、10年、20年かけてだんだんと吸収してくるようですが、完全に一体化しているようなX線像でも、それで20年以上もっているのもあります。初めから癒着しているものでも、10年ぐらいはもつのではないでしょうか。しかし、感染を起こしてしまうとまずいですね。だから、きちんとメインテナンスをしてもらいたいのです。

押見 置換性吸収や炎症性吸収も、患者は自覚症状がほとんどなく、気づきません。だからといって、移植に対しての成功基準が甘くなるのはおかしいのですが。

塚原 歯の移植の技術や治療の流れは、若い方もある程度は理解されているので、炎症性吸収といっても、そんなに激しいケースはないと思います。事前に根管治療をする、もしくはそれができない場合は移植して、術後3週間から1ヵ月以内にしっかりと根管治療を行い、水酸化カルシウム療法を施行します。

他に顎位の安定性、咀嚼範囲と咬合支持なども予後に関与します。

石川 年齢は若いほうがよいですね。

新井 私もそうだと思いますが、ただ、治癒力があまりにも旺盛で、ドナーの歯根膜にダメージがあると、癒着を起こす可能性もあるのではないでしょうか。

移植の適応は何歳までとはいえませんが、私は、60代くらいまでは問題ないと思っています。もしかしたら、それ以上でも問題ないかもしれません。ただ、あまり高齢だと、歯根膜が弱っていたり、非機能歯の歯根膜や、廃用性萎縮していたりする可能性も高いと思われます。

小林 これから初めて移植をしようと考えている先生は、どういう症例から始めたらよいでしょうか。

新井 ドナー歯の条件としては、**表1**のような条件を選んで始めるのがよいと思います。歯根が湾曲していない単根は、抜歯前処置がいらないため、抜きやすいですね。それから、ドナー歯と受容床とのサイズが近いものがよいと思います。また、単冠で隣在歯があると固定しやすいです。

塚原 若い先生やこれから移植・再植を始める先生、経験の浅い先生にとっては、成功体験が重要だと思います。このディスカッションが成功への近道になったのではないでしょうか。

本日はありがとうございました。

組織再生分野での20年に及ぶ研究
（最初の学術発表は1999年）

PRGF®-Endoret®
にできること

20か国 100万人以上の症例
140以上の学術専門誌での発表

PRGF 日本協会 検索

http://www.prgf-japan.com

研修会のご案内　PRGF マスターコース（講義＋実習／1日コース）

■ 講義：「創傷治癒と組織再生の基礎とPRGFの効果的な臨床応用」　■ 実習：「PRGF作成と解説」

【研修費】歯科医師：48,000円（税込）
同時参加スタッフ（歯科衛生士・歯科助手）：16,000円（税込）
※材料費・実習費用を含む。昼食にはお弁当をご用意いたします。

【定員】歯科医師 9名（＋スタッフ）

【会場】八重洲ダイビル地下2階 第2会議室
東京都中央区京橋1-1-1（東京駅八重洲中央口より徒歩3分）

研修会スケジュール

2017年	10月29日(日) ▶ 9：30～16：30
	12月10日(日) ▶ 9：30～16：30
2018年	2月18日(日) ▶ 9：30～16：30
	4月22日(日) ▶ 9：30～16：30
	6月24日(日) ▶ 9：30～16：30

※上記コースを受講された皆様に『修了証』を発行いたします。

【講師】

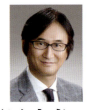
塚原 宏泰 先生
東京医科歯科大学客員臨床教授
塚原デンタルクリニック院長

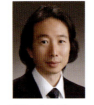
加藤 嘉哉 先生
加藤歯科クリニック
インプラント・再生医療研究センター長

Dr.Eduardo Anitua
PRGF-Endoret®は、スペインのBioTechnology Institute（BTI社）のEduardo Anitua博士により研究開発された骨、歯周組織の再生を促進する安全で画期的な技術です。

お申込み方法
1. 下段の参加申込書にご記入のうえ、FAXまたはご郵送ください。
2. 協会WEBサイトからもお申込みいただけます。
http://www.prgf-japan.com

お問合せ先
BTI Bio Technology Institute 公認 **PRGF-Endoret 日本協会**
〒101-0052 東京都千代田区神田小川町3-6-10
TEL: 03-5577-4580　FAX: 03-5875-1988

■ **PRGF マスターコース 参加申込書**　　　　　FAX：03-5875-1988

| フリガナ | 診療所名 |
| 受講者氏名 | |

| 連絡先住所（自宅・診療所） | TEL |
| 〒 | FAX |

| メールアドレス | ご希望の受講日をご記入ください。____月____日 |

第4章

移植・再植の
アドバンステクニック

第4章　移植・再植のアドバンステクニック

矯正治療と歯の移植の有用性

塚原宏泰 *Hiroyasu TSUKAHARA*
東京都・塚原デンタルクリニック

矯正治療における歯の移植について

　矯正治療は、骨と歯根膜の特性による歯の移動というダイナミックな変化が期待できる。骨の代謝機能は、歯根に矯正力という圧がかかることでマクロファージから破骨細胞が誘導され、骨を吸収し、同時に骨芽細胞も活性化され、骨組織を再生させる。そこには歯根膜という活性化した組織の存在が重要になり、理論的には歯根の吸収は起きない。破骨細胞はRANKやRANKLといった増殖因子やIL-1βやTNF-αなどの炎症性サイトカインによって誘導・分化され、骨吸収を促進することがわかっている。

　欠損がある場合や保存困難な歯がある場合の矯正治療患者において、欠損状態や残存歯の位置、咬合関係や、アンカーの問題によって、歯の移動によるスペースクローズだけでは欠損を補いきれない場合がある。その場合、重要なことは、矯正治療後の歯列や咬合のゴールをしっかりと設定し、欠損を補う時期は矯正前、矯正中、矯正後のいつなのか、またその方法はインプラント、歯の移植、ブリッジなどの歯冠補綴など、何を選択するのかを検討することである。

　矯正治療時の欠損補綴において、歯の移植を応用することで種々の問題を解決できる場合がある。矯正治療上抜歯になる歯や智歯、数的有利にある部位の歯を欠損部位に移植し、矯正治療で歯列と咬合を整えるという方法である。このような、歯の移植を利用した矯正治療を「移植矯正」と呼んでいる[1]。

　矯正治療と歯の移植の併用は有利に働くことが多い[2~3]。具体的には、
① 歯の移植には年齢的な制限はなく、インプラント治療が禁忌とされている若年層からインプラント治療に適していない骨質の悪い高齢層まで可能である。若年層においては、顎骨や歯列の成長を制限せず、また歯根膜の存在により多少条件が劣悪でもドナー歯の生着が期待できる。
② 歯の移植は歯根膜の特性を活かせるため、移植後に本来の歯同様に移動させることが可能である。
③ 術後に矯正力をかけたドナー歯は、歯根膜の活性化が得られるため、アンキローシスを起こしづらいといわれている[2]。適度な矯正力は歯根膜組織の活性化に有利に働くため、歯根膜組織の瘢痕化を防止できる。

矯正時期（年齢）による分類（図1）

　成長期に外傷などで欠損が生じた場合、慎重に咬合を管理し、上下顎の発育異常があれば矯正治療をする必要が出てくる。成長期のインプラント治療やブリッジによる補綴は、顎骨の成長を妨げることになり禁忌となる。

　一方、歯の移植は歯根膜の活用により矯正治療と併用することが可能である。とくに、根未完成歯の移植であれば、抜髄の必要性も低くなり、ド

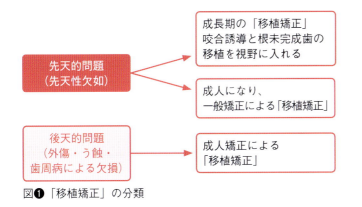

図❶ 「移植矯正」の分類

表❶　一般臨床医と矯正医の意見交換のポイント

①ドナー歯の選択
②歯の移植の時期
③術前のジグリングの期間
④ドナー歯の移植植立部位や方向
⑤移植歯への矯正開始時期
⑥矯正治療後の修復処置開始時期

ナー歯も歯槽骨と一緒に成長させることができるので、価値のある治療となる。

後天的原因で成長完了後の欠損を伴う矯正治療、つまり成人矯正においては、固定源の確保と欠損補綴の方法を考慮する必要がある。前歯部の突出や叢生がなく、抜歯の必要性がない、あるいは智歯などのドナー歯がなければ必然的にインプラント治療など他の補綴方法の選択になる。もしドナー歯があれば、矯正治療を複雑にする要素がひとつもない歯の移植を検討したい。その際の条件として、良好なプラークコントロールと歯周組織の安定性があること、患者自身が自分の歯で欠損を補いたいと望むことが挙げられる。

一般臨床医と矯正医との連携

すべての治療を1人で行っている場合には関係ないが、歯の移植や欠損補綴を担当する一般臨床医と矯正医が、患者の主訴を理解し、治療のゴールを共通認識としてもつ必要がある。治療のバイオメカニクスを左右するため、ドナー歯の選択と移植位置は重要なポイントとなる。矯正治療の分析結果をもとに咬合のゴールを設定し、まず矯正医の視点から治療を進めやすい最適なドナー歯を選ぶ。一般臨床医は、受容床の状態やドナー歯の形態などを診断し、ドナー歯の変更や移植床の近遠心径の拡大などを含めベストな結果を得るために十分な意見交換を行う（**表1**）。

歯の移植後の矯正治療の再開時期は、歯根膜線維をはじめとした歯周組織や歯槽骨の創傷治癒が完了する3～4ヵ月後以降が望ましい。症例によって多少の前後は生じるが、ドナー歯の生着状態、動揺度、X線写真における歯根膜や歯槽骨の治癒状態を診断し、移植歯への矯正治療開始時期は慎重に決定したい。

補綴修復処置の開始時期については、保定を行いながら歯周組織の安定した状態を考え、矯正治療後、少なくとも6ヵ月以上経過してからテンポラリークラウンや最終補綴物を作製することが望ましいと考えている。矯正治療後、早期に補綴治療を開始すると安定が得られず、後戻りの原因になるので注意を要する。

症例　（図2～14）

患者：37歳、女性
初診：2002年10月
主訴：6 7のクラウン脱離、両側臼歯部の痛みと咬合不全（咬めない）。
現病歴：20年前に上顎前歯部の前突感などが気になり、審美障害の改善で歯軸を変え、前歯を治療している。2年前には、6の抜歯と⑤6⑦のブリッジの装着および6 7の根管治療と歯冠補綴を行っている。3ヵ月前に6 7のブリッジが脱離した。
患者：全身状態に問題はない。明るく健康的で、自分の意見をはっきりと伝えられる。

症例

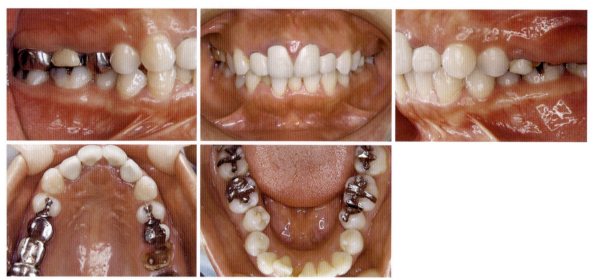

図❷　37歳、女性
主訴：左上奥歯のクラウン脱離、左右臼歯部の疼痛、咀嚼障害、審美障害
口腔内所見：上顎前歯の歯軸の問題、左側の咬合支持とクリアランスの喪失

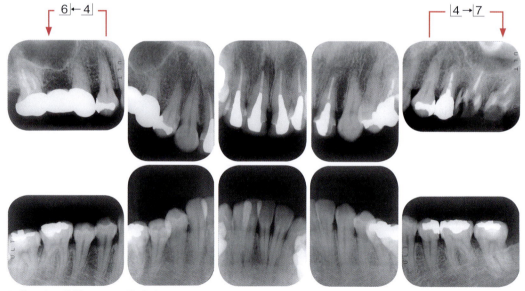

図❸　歯の移植における治療計画。矯正治療で便宜抜歯になる歯をドナー歯にする

問題点：
①6 7 の咬合支持とクリアランスの喪失
②咬合力が強く、現在右側のみの偏咀嚼でうまく咀嚼できない
③審美的障害

患者の希望：咬み合わせが悪いのはわかっていたが、いままで矯正は躊躇してしまっていた。しかし、いつも奥歯に痛みがあり、咬めないので改善していきたい。咬みしめが強いので何とかしたい。

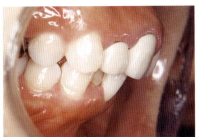
1|1 コア除去前

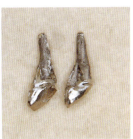
除去した金属コア

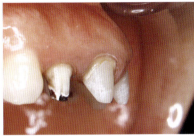
1|1 新しいコア装着

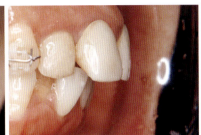
歯軸の改善を行った

図❹　1|1 歯軸の改善

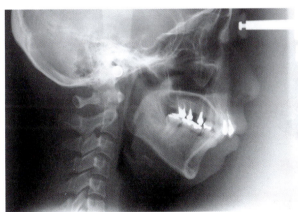
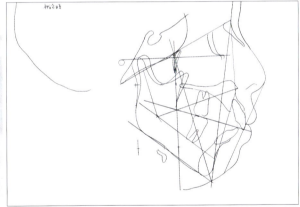

図❺　初診時のセファロ分析結果：SNA 80.3 SNB 70.7 ANB 9.6°、Angle II級、下顎劣成長

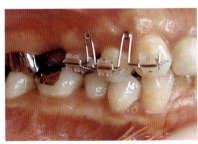
4|

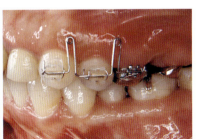
|4

図❻　ドナー歯の抜歯前処置。挺出させ咬合性外傷により、歯根膜のルーズニングを期待

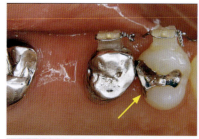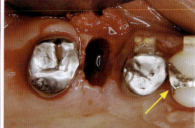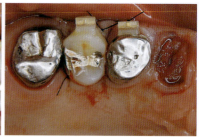
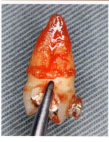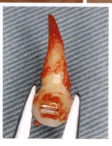

図❼　4→6歯の移植。ドナー歯の十分な歯根膜が観察できる

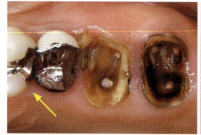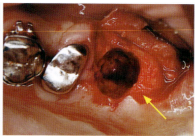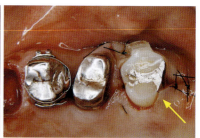
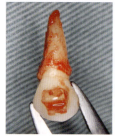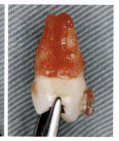

図❽　4→7歯の移植。ドナー歯の十分な歯根膜が観察できる。6は遠心根と口蓋根を保存し、歯冠補綴を行った

診断および治療方針の根拠と戦略

ANB9.6°、Angle Ⅱ級で下顎劣成長を示す。上顎前歯部の歯軸はコアの作製によって内側に傾斜しているものを正常に改善する。その後、上顎前歯部は7mm程度後退させるが、臼歯部のアンカー不足を改善するためにインプラントアンカーを併用する。

治療の流れは、

①2+2の歯軸の改善および根管治療
②矯正治療で抜歯される4と4をドナー歯にして、欠損である6と7にそれぞれ歯の移植を行う（ソケットリフト併用）
③矯正治療
④歯冠補綴により咬合の確立

治療経過

①矯正前治療として、歯周基本治療および根管治

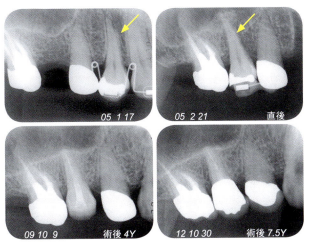

図❾ 4→6 術後経過
術前のドナー歯の歯根膜腔は拡大している。ソケットリフトを行い歯の移植をしているが、矯正後に歯の根吸収が認められる。術後経過の歯根膜腔と歯槽硬線は明瞭である

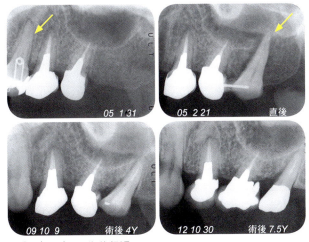

図❿ 4→7 術後経過
術前のドナー歯の歯根膜腔は拡大している。ソケットリフトを行い移植をしているが矯正後の根尖は吸収が認められる。

療を行い、テンポラリーレストレーションによる咬合の仮再建を行った。2004年11月から約3ヵ月間矯正装置を用いてドナー歯の挺出を試み、咬合性外傷を与え、歯根膜の拡大をさせた。
②ソケットリフトを併用した歯の移植[4]：2005年2月、4を6に、4を7に移植手術を行った。

抜歯前処置によって抜歯は容易であり、ソケットの形成は通常の方法に加えてソケットリフトを併用して行った。ドナー歯は両隣在歯と4-METAレジン（スーパーボンド®）で強固な固定を行い、その際、咬合は与えないようにした。術後3週間で根管治療を開始し、ファイバー

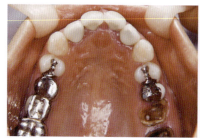
a：初診時

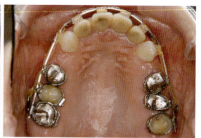
b：移植後5ヵ月矯正治療開始前

c：移植後1年5ヵ月インプラントアンカーを利用して前歯を後退

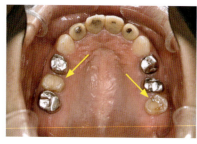
d：移植後3年6ヵ月。矯正治療終了

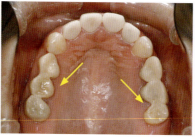
e：移植後4年9ヵ月。テンポラリーレストレーション

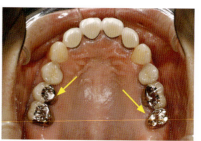
f：移植後6年4ヵ月。補綴治療終了

図⓫　上顎咬合面観の術後経過（矢印：移植歯）

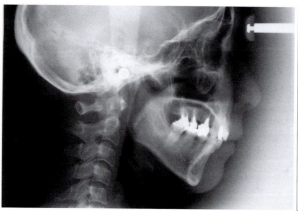
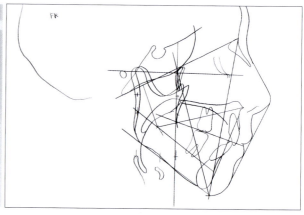

図⓬　術後のセファロ分析

ポストによる支台築造および仮補綴を行った。
③2005年9月、歯の移植後6ヵ月で全顎矯正をスタートした（矯正医：川端喜美子）。2006年2月上顎臼歯部にインプラントアンカー（SMAPシステム）を装着。2008年8月、矯正装置の除去とリテーナーの装着。
④リテーナー装着6ヵ月後から、テンポラリーレストレーションによる咬合再構成を行い、2010年6月、最終補綴に至った。

 考察

本症例の「移植矯正」のメリット

クレンチングも強く、クリアランスも少ないため、力のコントロールを行いながらの矯正治療であり、本症例は難症例であった。また、上下顎ともに7mmという前歯の大きな後退を行うためには、

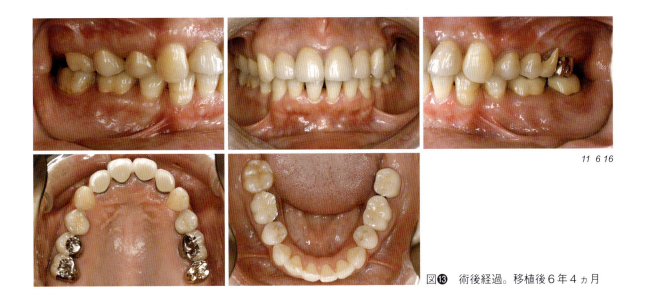

図⓭ 術後経過。移植後6年4ヵ月

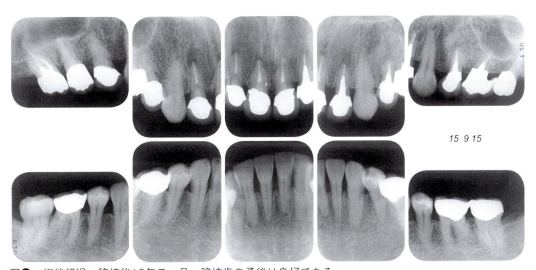

図⓮ 術後経過。移植後10年7ヵ月。移植歯の予後は良好である

第1小臼歯の抜歯を行う必要があった。その抜歯予定の歯をドナー歯として移植矯正に応用することで、矯正中の歯列の連続性と咬合支持を得ることができた。また、歯根膜があることは、TCHなどの感覚の指標となり、咀嚼力やクレンチングなどの力のコントロールを行うにあたって有利に働いたとも考えている。

【参考文献】
1) 塚原宏泰, 川端喜美子：インプラント時代に「歯の移植」を考える：歯の移植と矯正治療．一般臨床医と矯正医との連携．the Quintessence, 30 (12)：76-92, 2011.
2) 押見 一：歯の移動の臨床バイオメカニクス「移植歯の矯正治療」．医歯薬出版, 東京, 2006：254-264.
3) 月星光博, 宮崎正憲 (編)：別冊ザ・クインテッセンス「アドバンス自家歯牙移植―適応症の拡大―」．2000.
4) 塚原宏泰：インプラント時代に「歯の移植」を考える：ソケットリフトを用いた上顎臼歯部への歯の移植法．The Quintessence, 29 (10)：2294-2311, 2010.

第4章 移植・再植のアドバンステクニック

歯の移植を活用した先天性欠如への対応

塚原宏泰 *Hiroyasu TSUKAHARA*
東京都・塚原デンタルクリニック

永久歯の先天性欠如

日本小児歯科学会が2007〜2008年にかけて行った全国調査「永久歯先天欠如の発生頻度に関する研究」では、歯科を受診した7歳以上の子ども15,544人分の診療記録を調査した結果、「乳歯の先天性欠如」があったのは75名（0.5％）、「永久歯の先天性欠如」があったのは1,568名（10.1％）と、10名に1人に先天性欠如がみられたと報告された[1]。そのうち下顎第2小臼歯、下顎側切歯、上顎第2小臼歯、上顎側切歯の4歯種で高頻度に欠如がみられ、その原因については発生学的な原因、病理学的原因、遺伝的突然変異によるものといわれているが、はっきりしたことはわかっていない。

永久歯先天性欠如の治療法は、放置されることも多く、乳歯が残存している場合でも20歳代には抜けてしまうことが多いため、成人してからブリッジやインプラントによる補綴処置が行われることが多い。先天性欠如の本数は1〜2本のことが多いものの、稀に多数歯の欠如がみられることもある。

一方で、永久歯列完成前に矯正治療を行い、永久歯列を完成させることも有効な治療方法と考えられる。その際、足りないスペースに抜歯可能な歯の移植を併用することは効果増大で、患者の生涯にわたる健康に寄与する大変意義のあることだと思う。ドナー歯が根未完成歯であれば、抜髄の必要性も低くなり、本来あった歯のように使用でき、長期間の機能も可能となる価値のある治療法である[2,3]。

根未完成歯の移植時期

治療のメカニクスを左右するため、ドナー歯の選択と移植位置は、矯正治療を併用する場合はより重要なポイントとなる。前章で述べたように分析結果をもとに歯列完成のゴールを設定し、最適なドナー歯を選ぶ。矯正治療を併用しない場合でも、受容床の状態やドナー歯の形態などをCBCTによって診査し、ドナー歯の根完成度により歯の移植の時期などを決定する。

根未完成歯の移植において、ドナー歯の歯根がどの程度完成している時期が移植に適しているのだろうか。その根拠として、第1に、根未完成歯の歯髄の生存が根尖孔の幅にかかわる。移植後の歯髄治癒率は、根完成歯は0％、根尖孔が1mm以下では10％、1〜2.9mmでは80％、3mm以上で95％とされている[3,4]。

次に、移植後のドナー歯の歯根の完成はすべてのドナー歯に生じるわけではなく、歯根が成長していない早い時期の歯の移植は、歯根の完成がみられず、短根の症例も散見する。歯根の長さも移植歯の予後にかかわる要因のひとつになるため、できるだけ歯根の成長は期待したい。このように、歯髄の生存、歯根の成長と完成、移植の操作性などを考慮に入れた結果、筆者の経験則からの判断で、ドナー歯の歯根が2/3完成したものを、根未

症例1

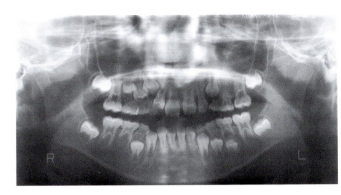

図❶ 初診時のパノラマX線写真
患者：9歳、男児
主訴：先天性欠如に対する歯の移植相談
5｜45 先天性欠如

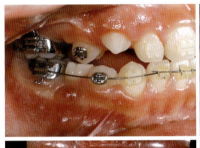 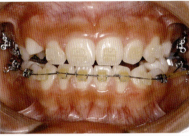 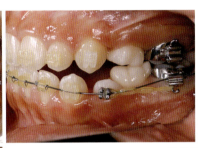

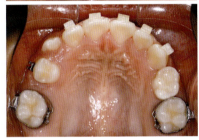 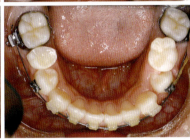

図❷ 矯正治療開始。歯の移植直前の口腔内写真
4→E 歯の移植

完成歯の最適な移植時期としている。

移植後の根未完成歯の治癒像

歯根完成歯の移植の場合は、歯髄は壊死に陥るので、炎症性歯根吸収を防ぐためにも、必ず歯内療法が必要である。同時に歯根膜を中心とした歯周組織が再生し、治癒が起こることで、移植歯は生着し、機能することができる。

根未完成歯の移植の場合は、歯髄治癒率は根尖孔の幅がポイントで、1mm以上であれば高確率で歯髄は生存するとされている[4]。生存した歯髄は歯髄腔の閉鎖（PCO：Pulpa Canal Obliteration）が術後6ヵ月でX線写真上に確認できることが多い。ドナー歯の抜歯によって歯髄への血液供給がいったん途絶え、歯冠部歯髄の一部が壊死に陥る。PCOの成因は、壊死に陥った組織のなかに

血管が再形成され、歯小嚢由来の未分化間葉系細胞がセメント芽細胞などに分化し、セメント質などを形成する。

また、生存している歯髄からは象牙芽細胞に分化し骨様象牙質を形成すると考えられ、これらは歯髄治癒の範疇に入るとされている[4,5]。歯根形成と歯周組織の再生においては、ドナー歯のヘルトヴィッヒ上皮鞘内のエナメル上皮細胞がセメント質形成にかかわるため、歯小嚢はできるだけ温存することで重要である[4,5]。

症例1

1. 患者の概要（図1〜9）

患者：9歳（小学校4年生）、男児
初診：2009年4月
主訴：先天性欠如があり、歯列不正のため近歯科

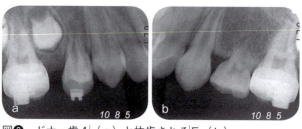

図❸ ドナー歯4|(a)と抜歯される|E(b)

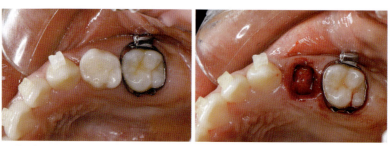

図❹ |E抜歯とソケットの形成

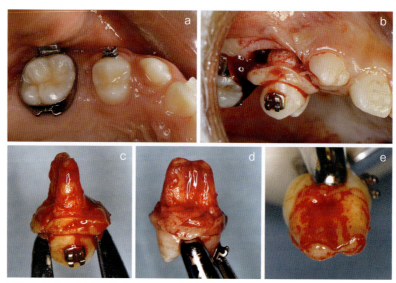

図❺ ドナー歯4|の抜歯。ドナー歯は歯肉えりまきを付けて抜歯。歯根膜は十分に付着しており、根尖孔は3mm程度の大きさであった

医より紹介

現病歴と患者背景：
　2|の萌出障害のため矯正歯科を受診したところ、5||4 5の3歯が先天性欠如していることを告知され、両親ともに驚いたそうである。矯正歯科から、先天性欠如に対して、矯正治療によるスペースクローズと、歯の移植で対応することが最適な治療方針と提示され、歯の移植の診査と治療の依頼により受診した。

2．診断および治療方針の根拠と戦略

　5|は矯正治療によりスペースクローズし、|4 5部の先天性欠如に対しては、右側の咬合と歯数を整えるため4|を|Eへ歯の移植を行うことになった。ドナー歯の選択は矯正医が決定し、歯の移植のタイミングは4|の歯根が2/3完成したときが望ましい時期と考えた。

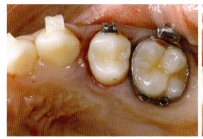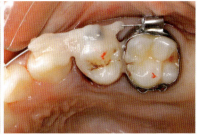

図❻ ドナー歯 4| の植立。ドナー歯はソケットの歯肉縁と適合し植立した。ドナー歯はワイヤーと4-METAレジンによって強固に固定

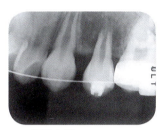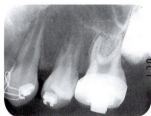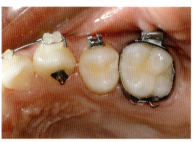

a：移植直後 b：移植後3ヵ月 c：移植後3ヵ月。歯肉の状態は良好

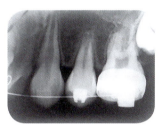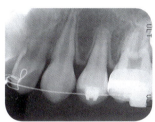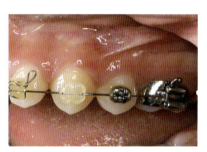

d：移植後6ヵ月。根尖孔の閉鎖がみられる e：移植後9ヵ月。歯根は2mm成長し、完成した歯根膜腔と歯槽硬線が明瞭 f：移植後9ヵ月

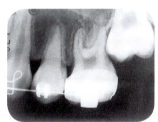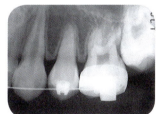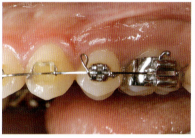

g：移植後1年6ヵ月。歯髄腔の閉鎖（PCO）がみられる h：移植後2年8ヵ月 i：移植後2年8ヵ月

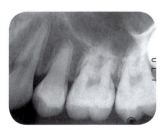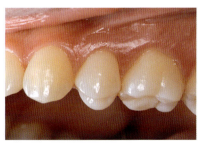

j：移植後6年3ヵ月 k：移植後6年3ヵ月

図❼ 歯の移植の術後経過

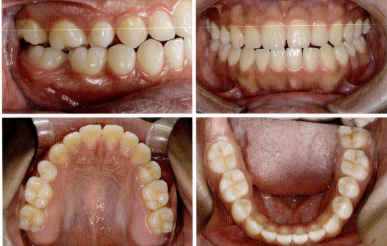

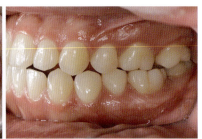

図❽ 歯の移植後6年3ヵ月の口腔内写真
矯正治療期間：2009年1月（9歳）〜2016年5月（16歳）

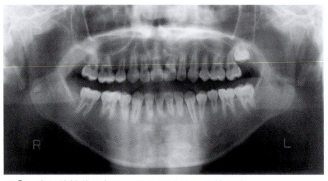

図❾ 歯の移植後6年3ヵ月のパノラマX線写真

3．歯の移植手術

2010年8月、4|を|Eに移植する手術を行った。
①ドナー歯は事前にジグリングを行い、約3mmの付着歯肉を付与した状態（歯肉えりまき[6]）で抜歯を行った。歯根は未完成で3mm程度の根尖孔と十分な歯根膜を確認した。ドナー歯は乾燥を防ぐため、専用の保存液に浸した。
②|Eを鉗子で抜歯し、受容床の骨は軟らかく、骨バーで容易にソケットを形成できた。
③受容床とドナー歯の歯根が適合することを確認し、|Eの歯肉縁形態と、ドナー歯の歯頸部がピッタリと一致したため縫合は必要なかった。ブラケットとワイヤーを利用して4-METAレジン（スーパーボンド®）による強固な固定を行った。また、対合は|Eを削合して、咬合が接触しないようにした。

4．術後経過

術後3週間での固定の除去時に多少の動揺がみられたが、ドナー歯はしっかりと生着していた。術後3ヵ月より、移植歯に矯正力をかけ始めるよう矯正医へ指示した。移植された根未完成歯は、術後9ヵ月には約2mmの歯根が成長し、根尖孔は閉鎖した。術後1年6ヵ月では、歯髄組織は健全な状態であり、デンタルX線写真上で歯髄腔の閉鎖（PCO）がみられた。

症例2

1．患者の概要（図10～13）

患者：16歳、女子
初診：2016年9月
主訴：先天性欠如があり、残存している乳歯が痛む

症例2

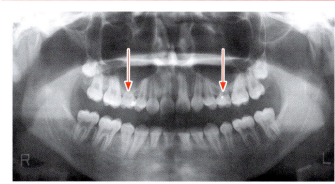

図⓾ 初診時のパノラマX線写真
患者：16歳、女子
主訴：先天性欠如に対する歯の移植相談
5 2|2 5　5|5 先天性欠如は矯正治療によるスペースクローズを行い、現在 E|E の問題だけとなっている

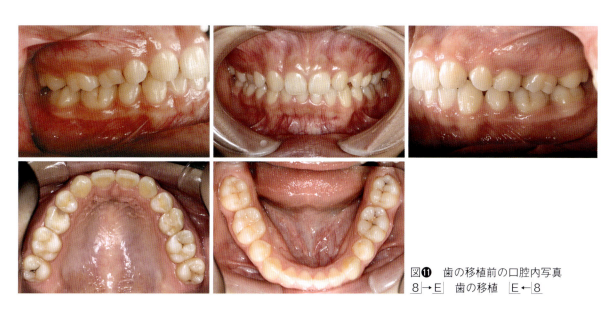

図⓫ 歯の移植前の口腔内写真
8→E　歯の移植　E←8

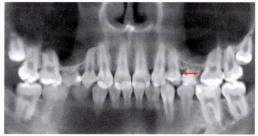

a：curved MPR

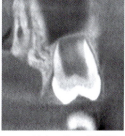

b：ドナー歯。頰舌径

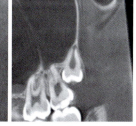

c：ドナー歯。近遠心径

図⓬ CBCTによる診査（左側） E←8

現病歴と患者背景：5 2|2 5、5|5 の6歯に先天性欠如がある。3年前から矯正治療を行い、2|2 と 5|5 はスペースクローズして矯正治療を終了している。E|E が残存しており、咬むと痛みがあったため、一般歯科のかかりつけ医と相談し、乳歯を抜歯してインプラント治療をする方針となった。しかしながら、若年でのインプラント治療を不安に思い、患者と両親はセカンドオピニオンを矯正歯科に求めた。矯正医は埋伏している 8|8 を残存乳歯部位への歯の移植に使えるかを当院に診査依頼された。

2. 診断および治療方針の根拠と戦略

CBCTより、8|8 の埋伏歯は単根で根未完成歯であり、埋伏している位置も浅く、抜歯は容易

2　歯の移植を活用した先天性欠如への対応　117

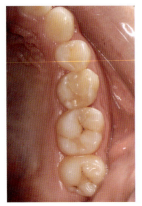
a：術前 |E

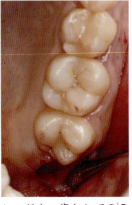
b：ドナー歯としての|8 埋伏歯抜歯

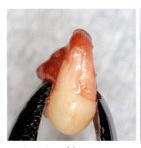
c：ドナー歯|8

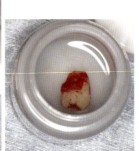
d：ドナー歯を保存液に浸す

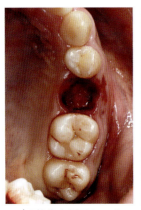
e：|E抜歯と同時にソケット形成

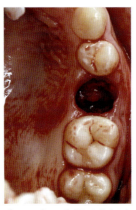
f：ソケットリフトによる深さの形成

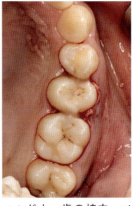
g：ドナー歯の植立。ソケットとの適合は良好

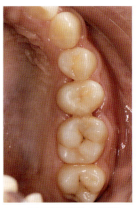
h：歯の移植後2週間。治癒は良好

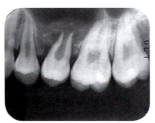
i：歯の移植直後。ソケットリフトされた上顎洞底の骨が認められる

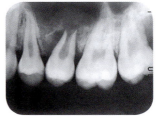
j：歯の移植後6週間

図❸　歯の移植　|E ← |8

118　第4章　移植・再植のアドバンステクニック

で、残存している乳歯E|Eのスペースに、これら埋伏歯をドナー歯として歯の移植を行うことは有効であると判断した。E|の近遠心径は模型計測から7.5mm、8|の近遠心径はCBCT上の計測で8mmであることから、E|のスペースは不足しているため、オープンコイルでスペースを拡大する必要があった。また、ドナー歯となる8|の歯根形成は1/2にすぎなかった。

一方、|E近遠心径は模型計測から8.3mm、|8の近遠心径はCBCT上の計測で8mmであることから、歯の移植のスペースは適正で、かつドナー歯となる|8の歯根は2/3形成しているため、左側から歯の移植を進めることになった。上顎洞が拡大しているため、E|E相当部の歯槽骨は非常に薄く、ソケットリフトによる上顎洞底挙上術を併用する必要がある。

3．歯の移植手術

2017年4月、|8を|Eに移植する手術を行った。

① ドナー歯は埋伏しており、ヘーベルを用いて抜歯を試み、歯根膜を傷つけないように慎重に抜歯した。歯根は未完成で3mm程度の根尖孔と十分な歯根膜を確認し、付着していた歯小嚢の一部はそのままとした。ドナー歯は乾燥を防ぐため、専用の保存液に浸しておいた。

② |Eを鉗子で抜歯した。ソケット部の骨は軟らかく、オステオトームで軽く槌打することで不足しているソケットの深さを形成した。

③ 移植床とドナー歯の歯根が適合することを確認し、|Eの歯肉縁形態とドナー歯の歯頸部がピッタリと一致したため、縫合は必要なかった。4-METAレジン（スーパーボンド®）による強固な固定を行った。

4．術後経過

術後6週間での固定除去を行ったが、ドナー歯はしっかりと生着し、経過良好であった。経過は途中であるが、歯髄が生存した状態で歯根が完成した場合は歯冠修復せずに歯の移動でコンタクトの微調整を行う予定である。また、右側も同様の手順で歯の移植を行う予定である。

先天性欠如における「歯の移植」の難しい点

先天性欠如のある患者の母親は自分を責める傾向にあるため、精神的に切迫していることが多い。当院ではコンサルテーションの際、「近年の子どもたちの10人に1人は永久歯が先天性に欠如しており、遺伝的な原因は少ないと考えられている」と話すようにすることで母親に安心してもらえている。欠如している本数にもよるが、処置がまったく必要ない場合も多く、永久歯列のなかに乳歯のまま機能している場合も散見する。幸いに先天性欠如が早く発見された場合は、顎骨の発育や歯列の成長を観察しながら、「歯の移植」を含めた将来の対策を話し合うことが肝要と考える。

両親は子どもの歯の移植に関して非常に慎重であるため、歯の移植の必要性やその予後については十分に理解していただく必要があり、「歯の移植」のメリット・デメリットを十分に話したうえで治療方針を検討する。総合的に判断し、何が何でも歯の移植に誘導するようなことは決してしないようにする。

【参考文献】
1）日本小児歯科学会学術委員会, 山崎要一, 他：日本人小児の永久歯先天性欠如に関する疫学的調査. 小児歯科学雑誌, 48（1）：29-39, 2010.
2）塚原宏泰, 川端喜美子：インプラント時代に「歯の移植」を考える：歯の移植と矯正治療：一般歯科医と矯正医との連携. The Quintessence, 30(12)：2698-2714, 2011.
3）Miller HM, et al.: Transplantation and reinplantation of teeth. Oral Surg Oral Med Oral Pathol, Jan; 9 (1) : 84-95, 1956.
4）下地 勲（編）：歯の移植・再植. 医歯薬出版, 東京, 2016.
5）月星光博, 井上 孝, 下地 勲, 他（編著）：歯牙移植の臨床像. クインテッセンス出版, 東京, 1996.
6）押見 一：自家歯牙移植における「根回しジグリング」と「歯肉えりまき」. 日本歯科評論, 607：65-74, 1993.

第4章 移植・再植のアドバンステクニック

複雑な欠損に対しての歯の移植の応用
上下顎の受圧加圧関係が極端に悪い症例への対応

新井俊樹 *Toshiki ARAI*
東京都・新井歯科医院

　すれ違い咬合やすれ違い咬合一歩手前、あるいは左右前後の極端な残存歯偏在症例では、受圧と加圧の関係が悪く、咬合のバランスが非常に不安定なため、パーシャルデンチャーでは咬合の安定は得られない。そのため、咬合を安定させるにはインプラントを利用するのが一般的な考え方である。しかし、インプラントで一時的な咬合の安定は得られても、このような欠損に対して長期（10年以上）にわたって残存歯を守り咬合を維持させるにはインプラントの使い方が非常に難しい。ただ単に欠損に対して欠損歯数のインプラントを埋入する、あるいは埋入可能な部位にできるだけ多く埋入するという考え方では、追加埋入なしに長期の安定は得られないと考えている。もし、イン

症例1

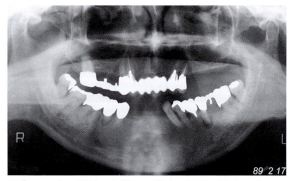

図❶　57歳、男性。主訴は、義歯の調子が悪く、食べにくい。8|と|6近心根は抜歯した

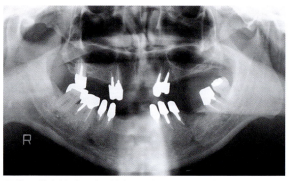

図❷　基本治療と部分矯正を行い、上下顎ともコーヌステレスコープデンチャーをセットした

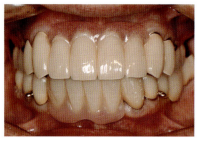

図❸　補綴物は審美的に美しくないが、当時31歳の術者としては仕方ないか？

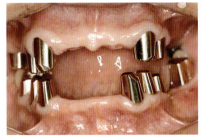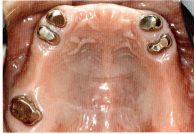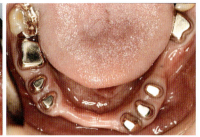

図❹ 極力ネガティブヴィンケルをなくし、きれいな内冠がセットできた

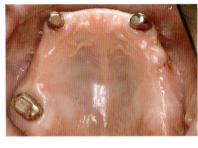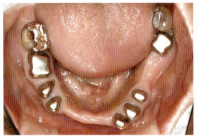

図❺ 術後約20年。上顎は 4|4 を失った。7| は負担過重を強いられ限界に近づいている。下顎はまったく変化なく、経過良好である

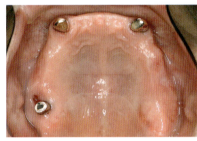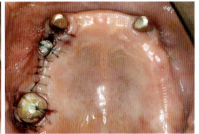

図❻ 7|の口蓋根を 4|に、|8 を 7|の口蓋根を抜歯した抜歯窩に移植した

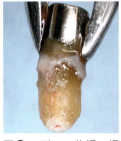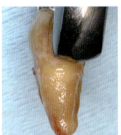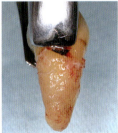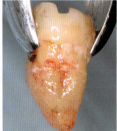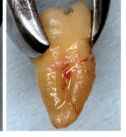

図❼ 7|の口蓋根。根尖孔外のバイオフィルムを除去して逆根管充填した

図❽ |8 は根形態から判断して前処置なしに抜歯。歯肉えりまきは付いていない。根分岐部や根面溝から付着の喪失が起きやすいため、できるだけ歯肉えりまきは付けて抜歯したい

3 複雑な欠損に対しての歯の移植の応用　121

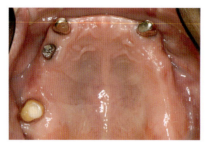

図❾ 7̲ 4̲との2ヵ所に移植して、咬合支持を獲得できた

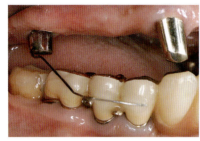 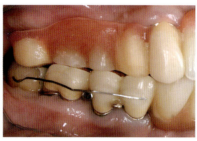 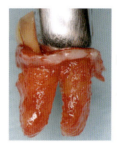

図⓫ 7̲ ドナー歯。2ヵ月ジグリングしてから歯肉えりまきを付けて抜歯

図❿ 旧義歯を利用して7̲を挺出させジグリングさせている

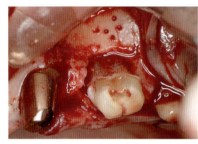 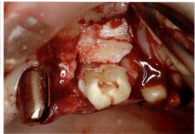 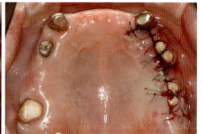

図⓬ 7̲を分割して、左上臼歯部に2ヵ所移植した。4̲ 5̲部は、頬側骨壁が不足していたためデコルチケーションと骨移植を行った。ソケットリフトも行った

プラント補綴後に追加埋入せずに長期安定（10年以上）が得られれば、補綴処置としてはとりあえずの成功といえるだろう。しかし、とかくインプラントを利用すると、術後経過のなかで追加埋入が必要になる症例が多いのではないだろうか。口腔内にインプラントが増えることは決して喜ばしいことではない。徐々に増えるということは、天然歯をインプラントに置き換えていくことに他ならない。それを正しいとするならば、ただちに天然歯を抜歯してインプラントに置き換えればいいことになる。それが歯科医療といえるだろうか？

筆者としては、欠損原因をできるだけ正確に捉えたうえで処置を決定するように心がけている。

すれ違い咬合一歩手前症例、あるいは極端な残存歯偏在症例では、何らかの強い咬合力が関与している、あるいは医原性障害である可能性が高い。ここでいう医原性障害とは、あらゆる保存治療を駆使すれば保存可能な歯の安易な抜歯による欠損の拡大をさしている。

欠損の原因をどう見分けるか、それは患者の歯科既往歴、う蝕罹患度、歯周病罹患度、歯周組織治癒反応、咬合力の強弱、食生活、性格、生活を総合的に吟味して推測していく。欠損の原因が推測できたら、その原因に応じた補綴方法が決められれば理想的である。パーシャルデンチャー、移植、インプラントのなかからその症例に適切な咬

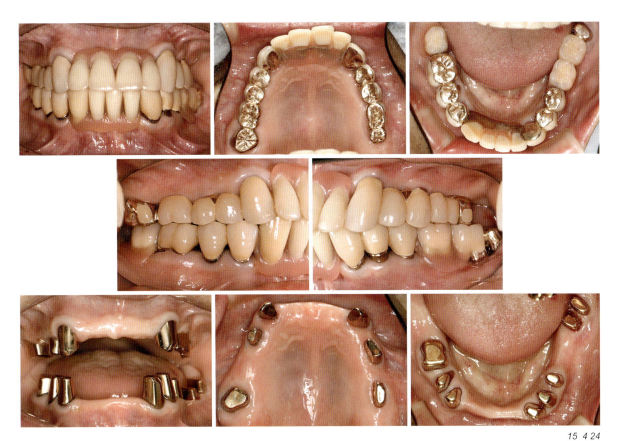

図⓭ 旧義歯の利用できる部分は再利用して、新義歯を製作した。上顎義歯はビクともしなくなった。全体的に歯肉もきれい。7⏌の歯間部に炎症が残っているが、歯間ブラシでコントロールできている

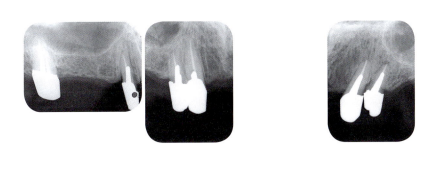

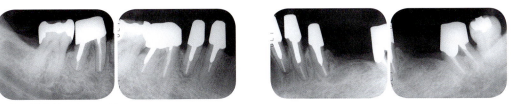

図⓮ 補綴後5年3ヵ月

3 複雑な欠損に対しての歯の移植の応用 123

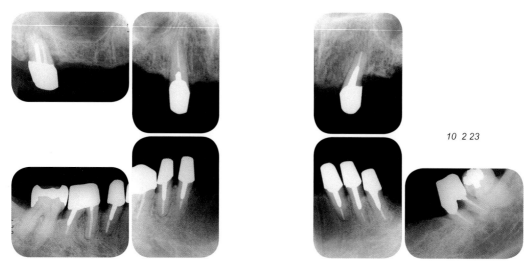

図⓯　補綴後約20年。78歳。7̲の近心のプロービングデプスは10㎜、頬側根は歯根破折している。口蓋根は保存したい

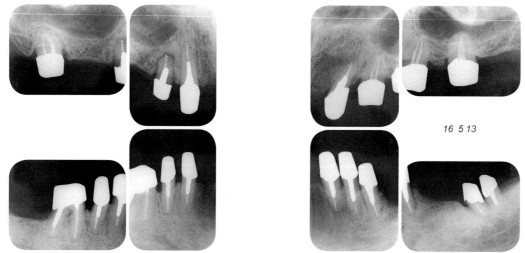

図⓰　84歳。初診から27年、補綴後26年経過。上顎臼歯部の咬合支持が増えたことで、再び咬合は安定した。しかし、右上臼歯部のドナー歯は徐々に疲弊してきているようだ。2017年8月現在も通院しているが、ドナー歯はもうしばらく頑張ってくれそうだ

　合支持が獲得できるものを選ぶことになるが、術者の心理としては、とかくより強固な咬合支持の獲得に傾きやすく、オーバートリートメントに陥りやすい。筆者としては、テンポラリーデンチャーを使い、咬合力の強さ、咬合の安定、顎位の偏位を観察しながら、患者に総合的な負担の少ない、適切な補綴方法を決定することを目指している。

　すれ違い咬合症例は、咬合力が強くない症例でもパーシャルデンチャーで長期にわたり咬合を安定させることはできないため、移植かインプラントを利用したいが、その選択基準は、咬合力の強さ、年齢、歯周組織治癒反応、欠損顎堤の状態（骨の高径・幅径、骨質）、患者の経済力（治療費）などである。場合によっては、残存歯の抜歯や残根上のオーバーデンチャーで対応する必要も出てくるだろう。

症例2

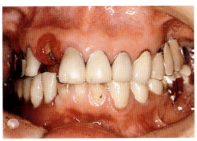
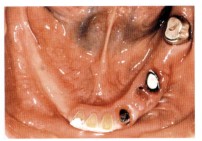

95 6 8

図❶ 42歳、女性。2|の脱離と下顎義歯が合わなくなってきたため来院。下顎はコーヌステレスコープデンチャーが入っているが、内冠は脱離し残根状態である。2|1のTooth Wearが進んでいて、2|は失活のため根管治療している。下顎総義歯一歩手前

95 6 27

図❷ |2部にある|3は、有髄であるが、う蝕が進んでいてクラウンを維持できないため、便宜抜髄すべきか。|4 5は残根でう蝕が進んでいる

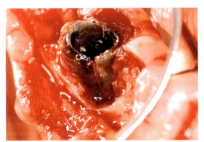
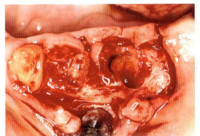

図❸ |5はう蝕が進行し、遠心が歯根破折している

図❹ う蝕が進行して破折している|5は保存できないが、すぐには抜かず、う蝕を除去して歯肉弁で覆い、粘膜下に埋伏させておき、時期をみて移植と同時に抜歯する計画を立てた。|4は、う蝕を除去して挺出後に保存することにした

　すれ違い咬合一歩手前症例で強い咬合力が関与している可能性が低い症例では、インプラントでなく移植による残存歯の配置換えも有効な治療手段であることを筆者の長期安定症例が証明している。また、中年期から高年期での移植では、厄介な大臼歯の加圧要素を少なくし、受圧条件を改善しながら、ゆくゆくは天然歯を使い切ることで体の衰えとともにフルデンチャーも視野に入れることができる。また、インプラントを使わないため、たとえ要介護になっても比較的介護しやすいのではないだろうか。一方、中年期以降のインプラント使用は、追加埋入によりインプラントが増えていくことが多く、高年期になって要介護になった場合、介護者による口腔内管理に手間がかかることが予想される。そのことも視野に入れて患者のライフステージに合った治療計画を患者とともに考えて決定すべきであろう。

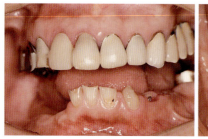
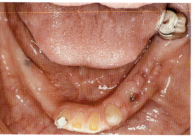

図㉑ 「4挺出後に保存。5」は、粘膜下に埋伏させている

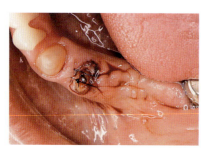
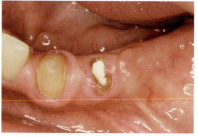

図㉒ 「4は矯正的挺出の途中で、意図的再植に切り替えた

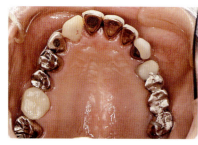
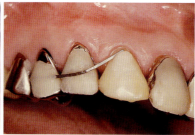
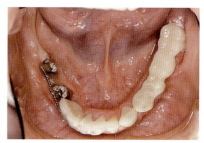

図㉓ このケースで7 2」の失活歯をドナー歯に選択したのは妥当と考えている。まずは、2」を挺出させジグリングさせている

図㉔ 5」を抜歯と同時に2」を移植して、④⑤⑥⑦のブリッジのTeCをセット。6 5」部に7」を頬側根と口蓋根に分割して移植した。0.9mmツイストワイヤーとスーパーボンド®で固定

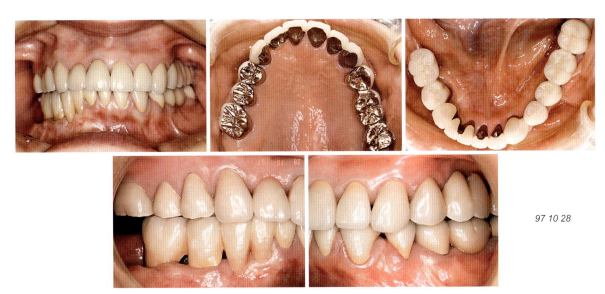

図㉕ 下顎は総義歯直前だったが、移植を利用してすべてクラウンブリッジで補綴が完了した。治療終了時はきれい

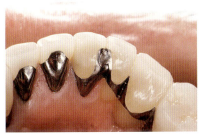

図㉖ ６５のドナー歯は、手術時の困難さからトラブルが懸念されたため、２の遠心でkey & keywayで連結している

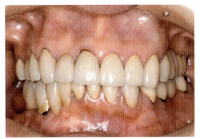

図㉗ ４５の根尖病変が拡大してきて、再治療が必要になってきた

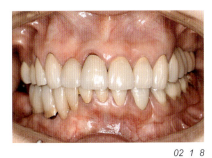

図㉘ 左下はブリッジでは厳しくなってきたため、４５は義歯床下に入れて、３７を支台歯にしたコーヌステレスコープデンチャーに変更した

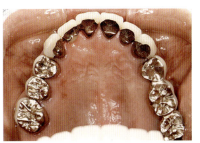

図㉙ 咬合面のファセットが徐々に拡大してきている。この患者は初診時から交通事故の後遺症で足腰の調子が悪く、週に何回かリハビリを続けている。夜間のブラキシズム、咀嚼時、リハビリ時の３つのスプリントによる検査の結果、リハビリ時での力が大きいことがわかった

3 複雑な欠損に対しての歯の移植の応用　127

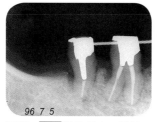
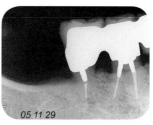

図❸ |65部のドナー歯は、顎堤の骨のボリューム不足でソケットにうまく収まらなかったため2ヵ月弱固定

図❸ 移植後9年6ヵ月。|6⑤43②|のブリッジ。癒着しているが十分機能している

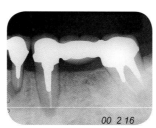
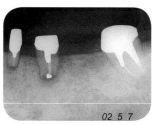

図❸ |2|を|5|に移植して4年1ヵ月。根尖病変の拡大がみられる。再根管治療後、治癒しないため、再植を行った

図❸ 術後6年4ヵ月。ドナー歯の経過不良例である。根管治療が原因と考察している。また、ドナー歯の再植は、筆者は2回経験しているが、2回とも経過不良である。歯根膜のダメージが大きいことが原因と考えている

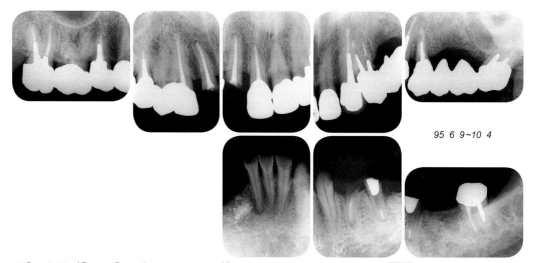

図❸ 上顎は④567|のブリッジにおける④の支台歯の破折が心配である。|45は歯肉縁下う蝕が進行し、保存が難しい

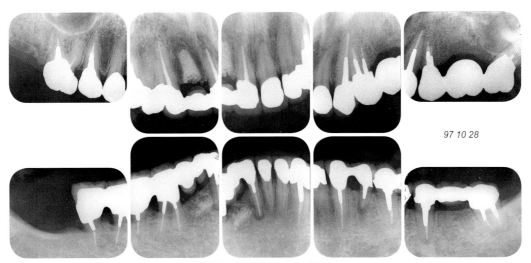

図㉟ ７|を頬側根と口蓋根に分割して|６５|に移植した。|２|を|５|に移植した。術後１年９ヵ月

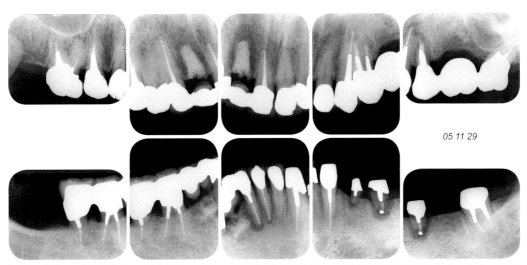

図㊱ 2005年11月29日。|５のドナー歯は、根尖病変の拡大後、通常の根管治療で治らないため、再植し逆根管充填したが治癒反応が悪く根吸収してきている。残存起炎物質が原因であろう。右下のドナー歯は、徐々に置換性吸収し癒着しているが炎症はなく維持されている

【参考文献】

1) Andreasen JO，月星光博（監訳）：カラーアトラス歯牙の再植と移植の治療学．クインテッセンス出版，東京，1993．
2) 下野正基，飯島国好（編）：治癒の病理（臨床編 第３巻）—歯の移植・再植 歯根膜をいかす．医歯薬出版，東京，1995．
3) 下地 勲：歯根膜による再生治療—インプラントを考える前に．医歯薬出版，東京，2009．
4) 新井俊樹：総合治療における自家歯牙移植，再植の生かし方．デンタルダイヤモンド，31（３）：31-54，2006．
5) 押見 一：「歯牙移植」を考える．あるスタディー・グループの歩みⅡ．GC友の会，1990．
6) 塚原宏泰：抜歯する前に考える意図的再植．日本歯科評論，72（11），2012．
7) 押見 一：線を引かない歯科臨床．医歯薬出版，東京，2016．

第4章 移植・再植のアドバンステクニック

歯の移植・再植における「PRGF-Endoret®」の効果

塚原宏泰 *Hiroyasu TSUKAHARA*
東京都・塚原デンタルクリニック

濃縮血小板血漿であるPRGF-Endoret®は、患者自身の血液を遠心分離して、得ることができる。そのなかで、血小板由来および血漿由来の「増殖因子」は、増殖・分化を制御する種々のシグナルを周囲の細胞に伝達するタンパク質で、創傷治癒の起点となる。また、フィブリンは接着性タンパクであり、細胞の遊走をサポートする足場（scaffold）となる。再生療法において、増殖因子とフィブリンの両方を利用することが臨床的に有効である[1〜2]。また、濃縮血小板血漿は患者への侵襲も少なく、かつ安全で、複雑な装置も必要ないことから、一般開業医であっても十分に活用できる技術である。

PRGF-Endoret®の歯科領域における応用[1〜4]

①抜歯後の歯槽骨吸収を予防するための歯槽堤保存術
②重度歯周病の骨欠損に対する歯周組織再生術
③重度に吸収・萎縮している歯槽骨再生術（歯槽堤増大術やサイナスリフト）
④歯の移植・再植との併用
⑤インプラント埋入との併用

増殖因子（Growth factors）と創傷治癒

1974年、血清中に含まれている血小板由来のタンパク質が細胞増殖活性をもつことがわかり、PDGF（Platelet-Derived Growth Factor：血小板由来成長因子）と命名された[5]。1982年には、Knightonらが、創傷治癒における血小板とフィブリンの役割は血管新生とコラーゲン合成能の増大にあることを示した[6]。さらに、Thomas Huntが多数の増殖因子を取り出したことで、1990年代以降には増殖因子を主役とした創傷治癒の研究が盛んになった[6]。

研究が進むにつれ、血小板は凝固という役割と創傷治癒の起点となる増殖因子の運搬という重要な役割をもつことがわかってきた。血小板の増殖因子は、血小板から放出されるまでは非活性型として貯留されており、血小板が凝固などの刺激によって脱顆粒を起こすと、増殖因子は活性型として放出される。血小板の増殖因子には、PDGF、TGF-β、VEGF、PD-EGFの4種類があり、それらは膜レセプターをもつ標的細胞を刺激し、細胞分裂、細胞増殖、血管造成、細胞外基質（ハイドロキシアパタイトやコラーゲンなど）の産生などを誘導する。とくにPDGFはほとんどすべての細胞がそのレセプターをもつ、スーパー増殖因子である。

フィブリンと創傷治癒

フィブリンは、血液の凝固にかかわる線維性タンパク質で、血小板とともに血餅を形成する。血漿プロトロンビンが活性化されてトロンビン（血液凝固第Ⅱ因子）となり、それが血漿中に溶解し

ている前駆体のフィブリノーゲン（血液凝固第Ⅰ因子）からペプチドを切り出し、フィブリンモノマーを作り出す。さらにカルシウム（血液凝固第Ⅳ因子）の作用によってモノマーは互いに重合し、難溶性のフィブリンポリマー、さらにフィブリン安定化因子（血液凝固第ⅩⅢ因子）によってフィブリンポリマー間が架橋結合することで、安定化フィブリンと呼ばれるメッシュ状の線維となる。安定化フィブリンは縮合をしながら血小板を巻き込み、血小板とともに凝固し血餅化する。つまり、フィブリンと血小板は一体化している（図1）。

このようにフィブリンは凝固の中心を担うが、損傷した組織が修復・再生する際には、①創部を被覆し創部の保護、②組織再生に必要な細胞移動の足場、③フィブリン内の血小板から放出した増殖因子の足場としての役割がある。

歯の移植と濃縮血小板血漿の利用

1990年代初めからPRPをはじめとした濃縮血小板血漿は臨床応用されてきたが、装置やランニングコストが高価であること、また採血量が400mL以上必要であることから主に手術室で使用されていた。Anituaら[1]は少量の血液を遠心分離できる小型の装置を開発し、煩雑なシステムを簡便化したことで歯科領域でも使用できるようになった。

1999年、Anituaら[1]は、PRGF（Plasma Rich in Growth Factors：多増殖因子血漿）を抜歯後の歯槽堤保存と抜歯窩の治癒の促進に用い、その後のインプラント治療に有利であったと報告した。抜歯後にインプラント埋入予定部位の23症例（26部位）をPRGF併用群とコントロール群に分け、10週から16週後のインプラント埋入時に骨生検を行った結果、PRGF併用群はコントロール群に比較して量的にも質的にも良好な骨形成が認められ、軟組織治癒の促進にも有効であった。

2003年、Okudaら[7]は in vitro において、約4

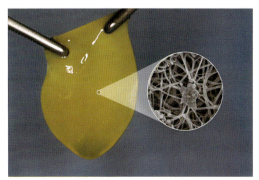

図❶ フィブリン血小板ゲル複合体。フィブリンの中に血小板集合体が存在

倍に濃縮された濃縮血小板血漿中のPDGFとTGF-βなどの増殖因子が、歯根膜細胞など歯周組織細胞の細胞数を増殖させ、DNA合成能を刺激したとしている。また、Kawaseら[8]は歯周靱帯（PDL）細胞において、濃縮血小板血漿由来でない増殖因子単独でのPDGFとTGF-βは、細胞増殖を刺激するが骨の活性までは刺激しなかったとしている。一方濃縮血小板血漿由来の増殖因子では、細胞増殖とともに骨の活性まで刺激したと述べ、その有用性を説明している。

PRGF-Endoret®を活性化すると、血小板のα顆粒から高濃度の増殖因子（PDGF、TGF-β、VEGF、PD-EGF）が周囲組織に放出される。リコンビナントなどの増殖因子単独での使用より濃縮血小板血漿使用の有利な点は、複数の増殖因子の作用やフィブリンなどの接着性タンパク質が細胞増殖や血管再生を増強し、骨活性を刺激することにある。

実際の手術時には作製したフィブリン血小板複合体ゲルを術野に填入することで再生の増強を期待するものであるが、実際にはその複合体ゲル中に増殖因子が含まれていないことがある。血小板は、細胞膜が脆弱のためすぐに壊れてしまい、血小板に含まれている増殖因子が複合体ゲルから逸脱し、血小板自体が増殖因子なしのカラの状態になっているのである。

その原因としては、①凝固をコントロールせず

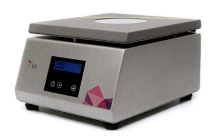

図❷　BTI社製遠心分離器

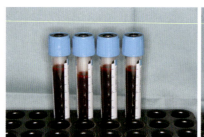

a：採血直後

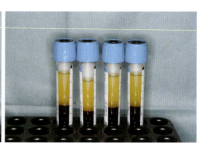

b：分離直後

図❸　遠心分離された血液

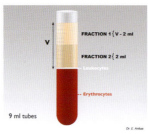

a：血漿の上層をF1分画、下層をF2分画として分ける

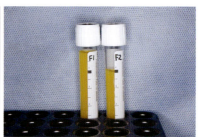

b：分画された血漿。F1分画とF2分画

図❹　血漿をF1とF2に分画

早期に凝固させてしまうこと、②遠心分離器をはじめとしたシステムが安定していなく高圧で遠心分離を行うこと、③術者の血漿の扱いが粗雑であること、④白血球を多く含んだ状態であること、などが挙げられる。

濃縮血小板血漿のなかで、操作性のよさと安定した治療成績を報告しているのがBTI社製のPRGF-Endoiret®システムである。その特徴を以下に示す。

①抗凝固剤のクエン酸ナトリウム入りの採血管を用いる。採血管に抗凝固剤を使用しないと、採血した時点から血小板の活性化が始まり増殖因子は血小板から放出されてしまう。つまり、ゲル化されたフィブリン血小板複合体から増殖因子は液体中にでてしまっている。

②遠心分離器は最適な回転数や時間をシステム化しているため、血小板の形状や微細構造に変化がなく、血小板は非活性のまま維持される。したがって、ゲル化されたフィブリン血小板複合体は増殖因子を含有した状態にある。高圧力、長時間の遠心分離は血小板を破壊してしまうため、注意が必要である。壊れた血小板には増殖因子は含まれていない。

③血漿が赤血球や白血球の混入なく十分に分離されているため、ゲル化されたフィブリン血小板複合体に白血球や赤血球を含まない。白血球は骨再生に抑制的に働くサイトカインや細胞破壊する酵素などを生成するため、骨再生を阻害する。また、血小板の凝集や脱顆粒を抑制する。そのため現在のところ濃縮血小板血漿における白血球の存在は骨再生にネガティブに働くと考えられている。

④遠心分離後、PRGFを血小板濃度の違う2層に分けることで、フィブリンとして使用するフラクションと増殖因子を利用するフラクションに分割し、用途によって使い分けられる。

⑤煩雑なキットがいらないため、ランニングコストが安価である。

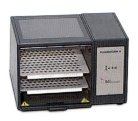
図❺ 加温型オーブン。この中で血漿の凝固を待つ

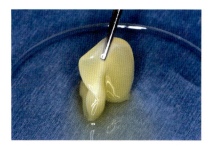
図❻ アクチベートされたフィブリン血小板ゲル複合体

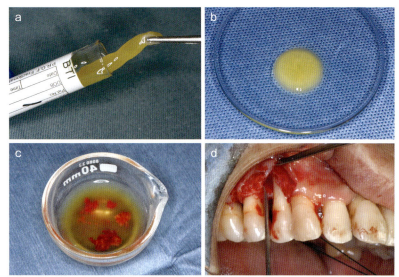
図❼ 作製された4つのソリューションを臨床応用する。a：Fibrinクロット。b：Fibrinメンブレン。c：Medium。d：Liquid

PRGF-Endoiretシステムでのフィブリン血小板複合体作製手順

1．静脈血採血（図3a）
末梢血管から抗凝固剤のクエン酸ナトリウム入りの採血管を用いて静脈血36〜72ccを採取する。

2．遠心分離（図2、3b）
BTI社製遠心分離器は、PRGF-Endoret®用にプログラムされている（最高1,800回転で8分間回転）。遠心分離された血液は赤血球、白血球、血漿と3層に分離される。

3．血漿分画（図4）
遠心分離された血液はPTD（Plasma Transfer Device）によって、白血球を混入させないように血漿だけをフラクション1と2（以下F1・F2）に分画する。

4．アクチベート（図5、6）
2つに分別された血漿にアクチベーター（塩化カルシウム）を入れ、ガラスシャーレに移し、加温型オーブン内でゲル化を待つ。図6はゲル化されたフィブリン血小板複合体。

5．Fibrinクロット／Fibrinメンブレン／Medium／Liquidと4つのソリューションで臨床に応用できる（図7）

歯科領域において、Fibrinクロットは抜歯窩などに塡入し、Fibrinメンブレンは創部の被覆などに使用する。Mediumはドナー歯の保存、採取した自家歯の保存や、移植材をゲル化させて運搬し

症例

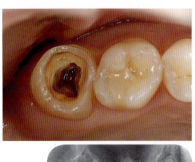
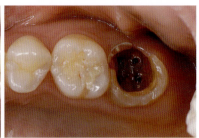

図❽ 初診時の7|7の状態
7|は保存困難、|7は根管治療により保存可能

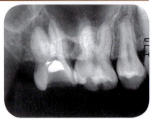
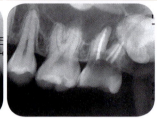

近遠心径　　　　頬舌径

図❾ CBCTでの受容床とドナー歯の診査
①受容床部位|7形態の診査
左上顎洞粘膜に肥厚がみられる
②ドナー歯になる|8の位置や形態の診査

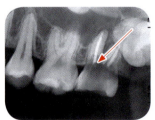

図❿ 治療計画
|8→|7歯の移植が可能
と判断

歯の移植への応用例

患者：25歳、女性

初診：2009年9月

主訴：7|7が最近痛むようになった。

現病歴：1年半前に近医で7|7の抜髄処置を受けたが仕事が忙しかったので治療を中断し、放置してしまった。痛みが出現したので別の歯科医院を受診したところ抜歯と言われたが納得いかず、保存治療を希望され、紹介により来院。

診断：7|7歯冠崩壊、根尖性歯周炎による疼痛

治療方針の根拠と戦略：|7は根管治療によって保存が可能であるが、7|は残存歯質がなく、保存困

やすくすることなどに用いられ、Liquidはゲル化する前の液状態のときに創部に注入する代用液である。

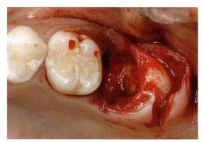
a：⌞8 埋伏歯抜歯のための切開線を設定し、粘膜骨膜弁を翻転⌞7 受容床になる歯槽骨を損傷しないように慎重に残根抜歯を行う

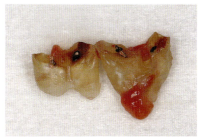
b：抜去された残根状態の⌞7

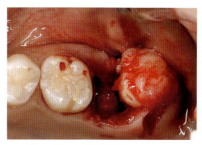
c：⌞8 抜歯された埋伏歯

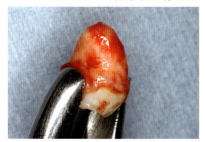
d：ドナー歯の観察と計測を行う

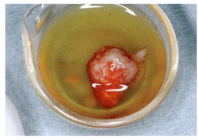
e：ドナー歯を PRGF-Endoret® の F2 Medium に保存

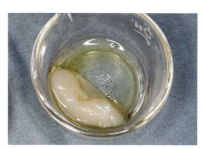
f：PRGF-Endoret® F1 メンブレンを作製

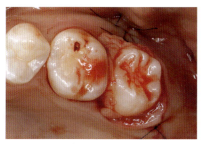
g：F1 メンブレンをソケットに敷き詰め、ドナー歯をソケットに植立。粘膜骨膜弁を復位し、5-0 ナイロン糸にて縫合

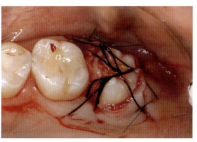
h：4-0 絹糸にて縫合固定。その後、4-META レジンでドナー歯を強固に固定する

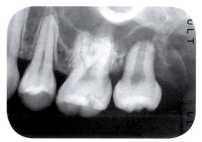
i：移植直後のデンタル X 線写真

図❶ 歯の移植 ⌞8→⌞7

難と診断した。左上に埋伏智歯があったため、⌞7 部位への歯の移植のためのドナー歯になり得るか、CBCT にて診査を行った。その結果、歯根長はやや短いものの、歯冠の大きさはほぼ一致したため、歯の移植を計画した（図 8〜10）。

治療経過（図11、12）

歯の移植：2010 年 2 月、遠心骨を破壊しないように残根状態の⌞7 の抜歯すると、埋伏している⌞8 の歯冠が露出した。⌞8 の歯根膜を損傷しないように、また、抜歯窩を壊さないように埋伏歯をヘーベルで押し出し、歯根膜を乾燥させないようすぐに PRGF-Endoret® F2 の Medium に浸した。

⌞8 抜歯窩には Fibrin メンブレンを填入、⌞7 抜歯窩ソケットとドナー歯のマッチングを確認したところ、ピッタリであったため、Fibrin メンブレンをソケットに敷き詰め、ドナー歯を挿入し、植立した。しっかりと縫合した後に、⌞6 に 4-META レジン（スーパーボンド®）で固定を行った。術後 3 週間で根管治療を開始した。根管充填後、残存歯質が十分に存在していたため、コンポジットレジンによる歯冠修復を行った。

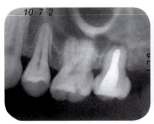
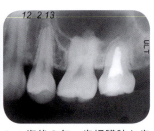

a：術後5ヵ月、根管充填後。歯根膜腔の拡大がみられる

b：術後2年。歯根膜腔と歯槽硬線が明瞭。根尖病変や歯根吸収はみられない

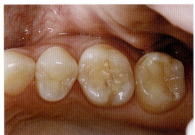
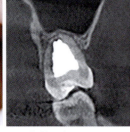

c：術後2年の口腔内写真

d：術後2年のCBCT画像 歯根膜腔と歯槽硬線が明瞭である。術前の上顎洞粘膜の肥厚は消失している

図⓬　術後経過

おわりに

　遺伝子工学の進歩により、増殖因子をリコンビナントとして生産することが可能になった。歯科領域において、米国で販売されているGEM-21S®は、血小板由来増殖因子（PDGF-BB）とβ-TCP（骨補塡材）を組み合わせた歯周組織再生誘導用材料であり、またBMP-2とコラーゲンスポンジを組み合わせたものが、骨再生誘導用材料（INFUSE®）として発売されている。

　日本国内においては、2016年に歯周再生治療での垂直性骨欠損に対して、bFGF（FGF-2：商品名、リグロス®）が発売された。bFGFは血管新生と線維芽細胞の増殖作用を刺激し、創傷治癒の初期段階に傷の空間を埋める肉芽組織の生成に関与するため、今後の歯周組織の再生療法への期待がもたれる。

　しかしながら、患者自身の濃縮血小板血漿は安全であり、複数の増殖因子の作用を利用できるため有用な再生療法である。

【参考文献】

1) Anitua E: Plasma rich in growth factors: Preliminary results of use in the preparation of future sites for implant. Int J Oral Maxillofac Implants, 14: 529-535, 1999.
2) 塚原宏泰：創傷治癒の観点からPRPを再考する -PRGF SYSTEM®による骨再生療法について（前編）. the Quintessence, 28 (4)：0762-0775, 2009.
3) 塚原宏泰：創傷治癒の観点からPRPを再考する -PRGF SYSTEM®による骨再生療法について（後編）. the Quintessence, 28 (5)：1010-1021, 2009.
4) 塚原宏泰：整形外科領域における platelet-rich plasma 療法　骨再生におけるPRP療法の実際—歯科領域から. 整形・災害外科, 57 (8), 2014.
5) Ross R, Glomset J, et al.: A platelet-dependent serum factor that stimulates the proliferation of arterialsmooth muscle cells in vitro. Proc Natl Acad Sci USA, April; 71 (4): 1207-1210, 1974.
6) Knighton DR, Hunt TK, Thakral KK, Goodson WH 3rd: Role of platelets and fibrin in the healing sequence: an in vivo study of angiogenesis and collagen synthesis. Ann Surg, Oct; 196 (4): 379-388, 1982.
7) Okuda K, Kawase T, et al.: Platelet-rich plasma contains high levels of platelet-derived growth factor and transforming growth factor-beta and modulates the proliferation of periodontally related cells in vitro. J Periodontol, Jun, 74 (6): 849-57, 2003.
8) Okuda K, Kawase T, et al.: In vitro evidence that the biological effects of platelet-rich plasma on periodontal ligament cells is not mediated solely by constituent transforming-growth factor-beta or platelet-derived growth factor. J Periodontol, May, 76 (5): 760-767, 2005.

第5章
移植・再植の失敗を考える

第5章 移植・再植の失敗を考える

論文検索からみえてくるもの
歯の移植のリスクファクターとその生存率について

吉野浩一 *Koichi YOSHINO*
東京歯科大学衛生学講座

2016年の5月にポーランドのソポトで第1回世界歯の移植会議が行われた。欧米やアジアを中心に歯の移植に携わっている方が参加し、論文で著名な先生の話を聞く機会が得られた。歯の移植は、わが国ではメジャーな処置とは言いがたいが、欧米でも同様のようであった。

現在、歯の移植を行う目的は明確ではないが、大きく2つに分かれている。1つ目は、成人までの歯列の完成を目的とする場合、2つ目はう蝕、破折や歯周病などにより喪失した欠損部位への移植であり、歯列の保持も目的とする場合がある。1つ目の歯列の完成は、主に外傷による欠損部位や先天欠如部位への応用が主になり、矯正治療とともに行われることが多い。対象年齢は主に10歳前後～成人であり、ドナー歯は根未完成歯が用いられることが多い。このような処置は、欧州が主である。2つ目の歯列の保持が目的となる喪失した欠損部位への移植は、日本、韓国、中国および台湾といったアジアが主である。ドナー歯は、根完成歯である。

本項では、移植についての論文から、リスクファクターとドナー歯の生存率を中心に考察する。

欧米の流れとリスクファクター

英語論文の流れをみると、欧米では1990年のAndreasen[1]の論文までに、歯の移植の適応症が確立されてきたようである。

1985年に発表されたSchwartzら[2]の論文における、歯の移植の主なリスクファクターを図1に示す。この論文には、ドナー歯に根未完成歯と完成歯が混在している。対象者は平均16.8歳、平均観察期間は9.6年であった。この論文[2]は、それまでに報告されているリスクファクターを踏襲しているが、歯の予後に大きく影響を与える因子は、ドナー歯の「根の完成度(年齢)」や「歯種」であった。

根が完成していると歯根吸収のリスクが高まり、また歯髄の生存もほとんど期待できない。さらに、大臼歯のドナー歯は、小臼歯よりも予後が悪いことが多い。そのため欧米では、多くの症例が小臼歯をドナー歯に用いて、主に10代の歯列の完成を目的とした移植が中心になってきた。その傾向は現在でも同様である。成人以降の歯の喪失に対する処置は移植も行われているものの、その場合は主にインプラントを用いる流れとなっているようだ。

わが国の流れと根完成歯のリスクファクター

わが国の歯の移植についての英語論文としての初期は、Tsukiboshiの1993年[3]と2002年[4]の論文があり、またAkiyamaら[5]が1998年に第3大臼歯をドナー歯としたケースを報告している。それらのドナー歯は、ほとんどが根完成歯である。わが国においては、10代に対する根未完成歯の移植も行われている[6]が、成人以降の歯の欠損部に

- 根完成歯
- 高年齢
- 犬歯や大臼歯（小臼歯と比較）
- ドナー歯の口腔外での保管なし
- 経験の乏しい口腔外科医
- 異所萌出したドナー歯

図❶　歯の移植のリスクファクター[2]

移植の術前後
- 高年齢[4, 9]
- 複根歯をドナー歯とした場合[7]
- ドナー歯に4mm以上のポケットがある[7]
- 根管治療済み[7]
- ドナー歯が複数根である[7, 10]
- 縫合糸での固定[7]
- ドナー歯がう蝕である[10]
- 移植の埋入に際して頰側骨が十分にない[10]

長期的
- 男性[11]
- 高年齢[11]
- 現在歯数が25歯未満[11]
- 歯周病で抜歯した部位への移植[11]
- 上顎への移植[11]

図❷　根完成歯をドナー歯とした場合のリスクファクター

対する根完成歯の移植のほうが多いようである。第3大臼歯をドナー歯とした移植は、健康保険の対象となる処置だが、それらを含めた根完成歯の統計学的な報告は、2010年以降に報告されるようになってきた[7〜10]。

　根完成歯の生存率に関するリスクファクターを図2に示す。スウェーデンのMejàre[10]以外は、わが国からの論文である。生存率に関する文献の数は多いとはいえず、また対象歯数も十分でない。リスク因子として主に挙げられているのは、「高年齢」、「男性」、「複根歯」、および「頰側の骨が十分でない受容床への移植」である。また、「現在歯数が25歯未満の人への移植」が挙げられているが、これは、現在歯数の少ない症例に移植を用いたとしても、移植した歯に負担がかかることを示している。

歯列の完成を目的とした生存率

1．前歯欠損部位に小臼歯のドナー歯を移植（表1）

　歯列の完成を目的とした10代の対象者においての移植は、その目的を、歯の生存のみならず、歯髄の生存や歯根の完成としている。移植歯の生存率は高く、長期に期待できる。生活歯なら、よりいっそうである。ただし、歯髄の生存に関しては、ドナー歯の根の完成状態に影響を受け、根が完成しているドナー歯は歯髄の生存が期待できない。課題としては、外科処置の難しさが挙げられる。

2．小臼歯欠損部位に小臼歯のドナー歯を移植（表2）

　小臼歯が先天欠如することは比較的多い。矯正治療を行い、欠損の問題と審美的な改善を同時に解決する方法をとることが多い。これらの処置は、主に欧州で行われているが、わが国からも報告がある[6]。主に根未完成歯をドナー歯として用いているため、その予後はよく、論文からも長期的に期待できることがうかがえる。

3．埋伏している犬歯の移植

　上顎犬歯は、異所萌出や埋伏が多いことが知られている。それに対する処置には、開窓術や矯正治療があるが、50年ぐらい前より、埋伏している犬歯を移植する処置の報告が散見されるようになった。

　論文をみてみると、第一選択は、開窓したうえでの矯正治療である。しかし、時間的、費用的および患者の希望から移植を選択することもあるようだ。論文の報告では、前述の1．2．のケースに比べて年齢が高く、根が完成されている。

　移植後のトラブルとして、歯の内側および外側からの根吸収が起こるリスクが高い。生存率を表3に示したが、その結果からのこの処置に対する賛否は分かれることであろう。

歯列の保持を目的とした移植

1．ドナー歯を小臼歯とした移植（表4）

　根完成歯の小臼歯を移植した生存率の報告は少ない。臨床的にみても根の形態や大きさから処置の難易度が変わってくることは明白である。その点、小臼歯は単根の場合が多く、その大きさから

表❶ 前歯欠損部位に小臼歯のドナー歯を移植した予後

	年	対象歯数	根の完成状況	対象年齢（歳）	観察期間	成功率	生存率
Andreasen ら[1]	1990	33	混在	7～35	5年時点	88.0%	98.0%
Kristerson & Lagerström[12]	1991	23	混在	?	7年6ヵ月	87.0%	96.0%
Kugelberg ら[13]	1994	31	混在	平均12	4年時点	87.0%	90.0%
Czochrowska ら[14]	2000	45	未完成	平均11	平均4年	93.0%	93.0%

表❷ 小臼歯のドナー歯を用いた小臼歯部位への移植の生存率

著者	年	対象歯数	根の完成状況	対象年齢（歳）	観察期間	生存率
Andreasen ら[1]	1990	317	未完成	7～35	5年	95.0%
Jonsson & Sigurdsson[15]	2004	40	混在	平均13.1	10年4ヵ月	97.5%
Tanaka ら[6]	2008	12	混在	9～16	平均9年	100%
Mensink & Merkesteyn[16]	2010	63	混在	平均13	1～5年	100%

表❸ 異所萌出あるいは埋伏している犬歯の移植の生存率

著者	年	対象歯数	根の完成状況	対象年齢（歳）	観察期間	生存率
Patel ら[17]	2011	63	根完成	平均21.8	平均14.5年	83.0%
Gonnissen ら[18]	2010	73	混在	平均20.7	平均11年	75.3%（14年時）
Arikan ら[19]	2008	32	根完成	平均34.3	平均5.8年	93.5%
Sagne & Thilander[20]	1990	56	根完成	平均35.9	平均4.7年	96.4%
Ahlberg ら[21]	1983	33	根完成	平均27.5	平均6年	88.0%

もドナー歯として非常に適当であることがいえる。比較的高い生存率を示しており、長期的な生存に期待ができる。

2．第3大臼歯をドナー歯とした移植

わが国では、第3大臼歯を用いた移植は健康保険の適応になっている。しかし、第3大臼歯に焦点を絞った論文は少ない。

表5に、第3大臼歯の根完成歯を用いた論文を提示した。当然、平均年齢は高く、前述のケースと比較して生存率が低いといわざるを得ないであろう。しかし、患者の年齢が高いことは、ドナーの歯の予後に何十年も期待する必要性は少ない。臨床では、十分に機能しているケースが多々あり、リスク因子を考慮しつつ処置方針を決定することが重要ではないかと考える。

3．歯種が混在している論文の報告

臨床で統計を活用するには、ドナー歯の歯種により、また移植部位別に集計すべきである。しかし、歯の移植の論文の課題として、十分な対象歯数が確保されないことが多い。表6に、根が完成している多歯種に対する生存率を示した。平均年齢が高いことがわかるが、生存率は5年で84%～97%、10年で70%を示している。

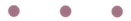

移植の論文は、1990年に発表されたAndreasenの論文発表[1]でピークを迎え、その後欠損部に対する処置はインプラントにとって代わった感がある。その理由は、歯の移植はドナー歯の制限や予後の不安定が挙げられる。さらに移植は、長期的にみて、インプラントに比較して予後がよいとはいえない。

しかし、2010年以降、歯の移植の論文が再び散見されるようになってきている。移植のメリットとして、歯根膜の存在、成長期の10代にも応用できること、さらに、比較的安い費用などが見直されてきているようである。論文を参考に、リスク因子を十分に検討し、処置方針を決定することが重要であろう。歯の移植は、適応症において臨床的に十分期待できるものであると論文から読みとれる。

表❹　小臼歯をドナー歯とした移植の生存率

著者	年	対象歯数	根の完成状況	対象年齢（歳）	観察期間	生存率
Andreasen ら[1]	1990	53	根完成	7〜35	5年	98.0%
Yoshino ら[22]	2013	40	根完成	平均43.7	10年	72.5%

表❺　第3大臼歯をドナー歯とした移植の生存率

著者	年	対象歯数	根の完成状況	対象年齢（歳）	観察期間	生存率
Akiyama ら[5]	1998	25	根完成	平均29.6	6〜18ヵ月	100%
Mejàre ら[10]	2004	50	根完成	平均36.7	4年	81.4%
Yoshino ら[23]	2012	183	根完成	44.8（男性）	5年	86.0%

表❻　根完成歯の多歯種をドナー歯とした移植の生存率

著者	年	対象歯数	対象年齢（歳）	観察期間	生存率
Nethander[24]	1995	35	平均51.6	5.5年	97.1%
Sugai ら[7]	2010	117	平均39.0	5年	84.0%
Watanabe ら[8]	2012	38	平均24.1	9.2年	86.8%
Yoshino ら[9]	2012	614	平均44.1	5年	90.1%
				10年	70.5%

【参考文献】

1) Andreasen JO, et al: A long-term study of 370 autotransplanted premolars. Part I, II, III, IV. Eur J Orthod, ; 12: 3-50, 1990.
2) Schwartz O, et al. : Autotransplantation of human teeth. Int J Oral Surg, 14: 245-258, 1985.
3) Tsukiboshi M. : Autogenous tooth transplantation: a reevaluation. Int J Periodontics Restorative Dent, 13: 120-149, 1993.
4) Tsukiboshi M. : Autotransplantation of teeth: requirements for predictable success. Dent Traumatol, 18: 157-180, 2002.
5) Akiyama Y, et al. : A clinical and radiographic study of 25 autotransplanted third molars. J Oral Rehabil, 25: 640-644, 1998.
6) Tanaka T, et al. : Autotransplantation of 28 premolar donor teeth in 24 orthodontic patients. Angle Orthod, 78: 12–19, 2008.
7) Sugai T, et al. : Clinical study on prognostic factors for autotransplantation of teeth with complete root formation. Int J Oral Maxillofac Surg, 39: 1193-1203, 2010.
8) Watanabe Y, et al. : Long-term observation of autotransplanted teeth with complete root formation in orthodontic patients. Am J Orthod Dentofacial Orthop, 138: 720-726, 2012.
9) Yoshino K, et al. : A retrospective survey of autotransplantation of teeth in dental clinics. J Oral Rehabil, 39: 37-43, 2012.
10) Mejàre B, et al. : A prospective study on transplantation of third molars with complete root formation. Oral Surg Oral Med Oral Pathol, 97: 231-238, 2004.
11) Yoshino, et al. : Autotransplantation of teeth with complete root formation: A collection of studies by the Kyushikai association of Japan. Scholar's Press, OmniScriptum GmbH & Co. KG, Saarbrücken, 2017.
12) Kristerson L, Lagerström L. : Autotransplantation of teeth in cases with agenesis or traumatic loss of maxillary incisors. Eur J Orthod, 13: 486-492, 1991.
13) Kugelberg R, et al. : Autotransplantation of 45 teeth to the upper incisor region in adolescents. Swed Dent J, 18: 165-172, 1994.
14) Czochrowska EM, et al. : Autotransplantation of premolars to replace maxillary incisors: A comparison with natural incisors. Am J Orthod Dentofacial Orthop, 118: 592-600, 2000.
15) Jonsson T, Sigurdsson TJ: Autotransplantation of premolars to premolar sites: A long-term follow-up study of 40 consecutive patients. Am J Orthod Dentofacial Orthop, 125: 668–675, 2004.
16) Mensink G, van Merkesteyn R: Autotransplantation of premolars. Br Dent J, 208: 109–111, 2010.
17) Patel S, et al. : Survival and success of maxillary canine autotransplantation: a retrospective investigation. Euro J Ortho, 33: 298-304, 2011.
18) Gonnissen H et al. : Long-term success and survival rates of autogenously transplanted canines. Oral surg oral Med oral Pathol oral radiol Endod, 110: 570-578, 2010.
19) Arikan F et al. : 5-year longitudinal study of survival rate and periodontal parameter changes at sites of maxillary canine autotransplantation. J Periodontol, 79: 595-602, 2008.
20) Sagne S, Thilander B. : Transalveolar transplantation of maxillary canines. A follow-up study Euro J Ortho, 12: 140-147, 1990.
21) Ahlberg K, et al. : Long-Term evaluation of autotransplanted maxillary canines with completed root formation. Acta Odontologica Scand, 41: 23-31, 1983.
22) Yoshino K, et al. : Survival rate in autotransplantation of premolars with complete root formation: A retrospective clinical survey. The Bull Tokyo Dent Coll, 54: 27-35, 2013.
23) Yoshino K, et al. : Risk factors affecting third molar autotransplantation in males: a retrospective survey in dental clinics. Journal of Oral Rehabil, 39: 821-829, 2012.
24) Nethander G: Oral restoration with fixed partial dentures on transplanted abutment teeth. Int J Prosth, 8:517-526,1995.

歯の移植の失敗症例と考察①

新井俊樹 *Toshiki ARAI*
東京都・新井歯科医院

移植の失敗症例から考える失敗の原因

1．高齢者の埋伏歯および非機能歯の移植

　何歳以上ということは断定できないが、高齢者の埋伏歯および非機能歯をドナー歯にする場合、歯根膜が廃用性萎縮している、あるいは癒着している疑いが強いと判断したら移植以外の治療法を選択すべきである。

　非機能歯はX線写真診査、歯周組織検査、打診音、動揺でドナー歯に適当かどうか判断する。埋伏歯がドナー歯として適当かどうかは歯根膜の活性を調べて判断したい。歯根膜の活性を調べる確実な方法として矯正移動が考えられる。

　筆者は、埋伏歯を部分矯正することにより正常に歯の移動が起こればドナー歯として利用できる活性を備えていると判断している。また、ドナー歯の癒着を確実に調べるには、打診音が金属音かどうか、および矯正移動が起こるかどうかで判断するしかない。いずれにせよ、高齢者における移植では、十分な診査のうえで行っても理想的な治癒像を期待するのは難しいようだ。

2．非常に強い咬合力（強いブラキシズム、強い咀嚼力）を発揮する患者の大臼歯部への移植

　咬合力が非常に強いと確定診断した患者への移植は、筆者の経験では、2人の患者の移植歯4歯、移植部位5カ所で、すべて経過不良で失敗であった。移植歯に現れた現象は、付着の喪失、歯根の表面吸収、歯根膜の変性・壊死の疑い（無咬合にしても動揺が収束しない）によるものであった。

　失敗の原因は、あきらかに強い咬合力であると考察した。

3．ドナー歯と受容床部位の咬合力負担能の選択ミス

　たとえば、下顎前歯を大臼歯部に移植する、あるいは歯周病罹患歯で歯根膜が少なくなった歯を大臼歯部に移植するなど、受圧能力が低い歯を受圧能力を高く求められる領域へ移植することは、咬合力負担能としては無理があり、失敗する可能性が高いと考えられる。やはり、患者の咬合力を意識した受容床に対するドナー歯の選択が必要であろう。

4．ドナー歯と受容床のサイズの選択ミス

　上顎骨は皮質骨が薄く軟らかいため、若木骨折やリッジエクスパンションにより、受容床の幅径の自由度が比較的大きいが、下顎骨は皮質骨が厚く硬いため、若木骨折やリッジエクスパンションが困難であり、受容床の幅径の自由度が小さい。そのため、下顎67欠損部に8などの大臼歯を移植したい場合、できればCT撮影を行い、ドナー歯と受容床のサイズを十分診査検討したうえで処置決定すべきである。ドナー歯に対する受容床の三次元的ボリュームを把握したうえで行わないと手術がうまくいかないうえに、経過不良の原因にもなる。

症例 1

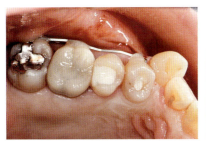
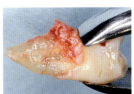

図❶ 38歳、女性。全顎矯正治療と補綴治療を希望。5 4 欠損部に 4 をドナー歯として移植することになり、4 を016×022 NiTi ワイヤーで挺出させジグリングさせた。4 は抜髄して根管充填済みである

図❷ 4 を4ヵ月、弱い力で挺出し、ジグリングさせて抜歯。歯肉えりまきは一部剥がれているが、移植しやすい根形態である

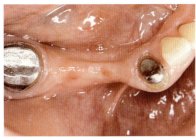
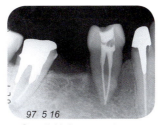
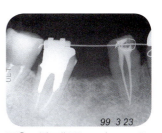

図❸ 4 に移植して、⑥5④のブリッジを計画した

図❹ 移植当日。ソケットに試適して深さを確認。1ヵ月固定。移植2ヵ月後にブリッジの TeC をセット

図❺ 矯正期間は1年4ヵ月。4 の移植歯は⑥5④ブリッジの TeC にブラケットをつけて矯正治療に利用した。X線写真では、この時点で移植歯の近心に癒着がみられる

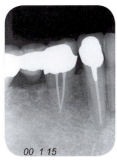
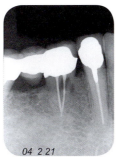
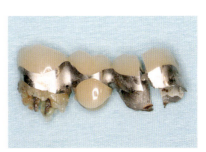

図❻ 移植後2年8ヵ月。移植歯近心から根尖にかけて置換性吸収が進行している

図❼ 移植後6年9ヵ月。移植歯の歯根吸収の原因の一つに長期にわたる矯正力による歯根膜のダメージがありそうだ。置換性吸収から炎症性吸収に及んでいる

図❽ 移植後13年8ヵ月。6 への影響を避けるためブリッジを除去。置換性吸収と炎症性吸収で歯根が分離している

症例2

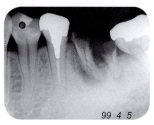
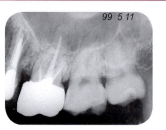

図❾ 33歳、女性。6⎤は残根状態で抜歯した。骨梁の不透過性が亢進している

図❿ 非機能歯の⎣8を6⎤に移植することになった。デンタルX線写真では根形態が複雑そうで、CT画像がほしいところである

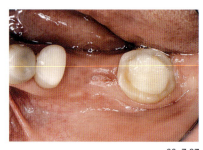
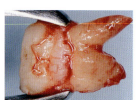
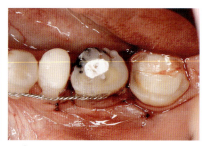

図⓫ 6⎤抜歯後、4ヵ月弱経過した顎堤。受容床の幅はどうにか確保されている

図⓬ 2ヵ月間ジグリングしてから抜歯。頬側根は癒合していて、口蓋根は開大している。ルートトランクは中途半端に長く、ドナー歯として適当とは言えない。歯肉えりまきが、一部付着している

図⓭ ソケット形成は困難であったが、90°回転させてどうにか収めることができた。このような困難な移植は術後経過が不良なことが多い。⎣456で固定。歯肉弁を移植歯にできるだけ密着させて縫合した

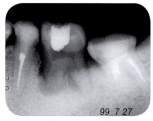
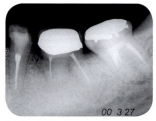

図⓮ 移植時。根形態が悪いとソケット形成が難しい。移植としてはアドバンスケースであろう

図⓯ 移植後8ヵ月。すでに置換性吸収が始まっている。このケースでは、骨梁の不透過性が亢進していたことと、ドナー歯が形態不良のため手術が困難だったことをX線写真が物語っている。ただし、患者は快適に咀嚼できている

症例3

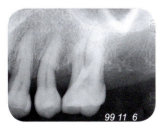 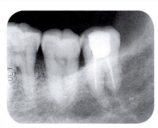 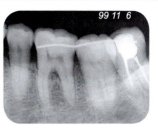

図⑯ 55歳の女性で、閉経している。全顎的に中等度の歯周病であるが、欠損は7のみ。7の骨梁像は明瞭でなく海綿骨は疎に見える

図⑰ 8の非機能歯を7に移植することになった。術前に根管充填

図⑱ 2ヵ月間挺出させて、歯根膜の活性を高め、歯根膜腔を拡大させて十分に動揺させた

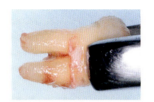

図⑲ 歯根表面を観察すると、あきらかな歯根膜の剥がれはなくきれいに抜歯できた。複根歯としては、根の開大はなく移植しやすい形態である

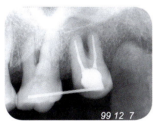 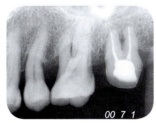 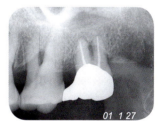

図⑳ 8を7に移植して、6と1ヵ月固定。手術では、海綿骨はかなり軟らかく不安が残った

図㉑ 手術後はしばらくの間付着も安定して、プロービングデプスは3.5mm以内だったが、根分岐部は歯槽骨が再生していない。やはり、海面骨質が問題だと考察した

図㉒ 骨植は良好であるが、移植歯の根分岐部のプロービングデプスが、頬側4 mmでBOP +、舌側4.5mmでBOP++。50代以降の女性で閉経後の移植は骨質に大きく影響を受けるようだ

5. 大臼歯の移植でルートトランクが短く歯根が開大している歯を分割しないでそのまま移植すると分岐部の付着を起こらないことが多く、根分岐部病変を作ってしまう

ルートトランクが長く分岐が狭い大臼歯は、分割せずにそのまま移植するしかないが、ルートトランクが短く分割しても歯根膜が付着している歯根長が長い場合は分割して移植したほうが安全で成功率も高い。もちろん、歯根が開大している歯をドナー歯にする場合は、矯正力を加えて歯根膜

症例4

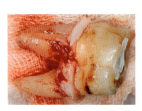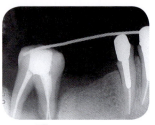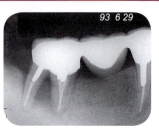

図❷ 56歳、男性。7̄|ドナー歯。7̄|をジグリングなどの前処置なしに鉗子でゆっくり頰舌側に揺さぶって抜歯した。歯肉えりまきは1.5～2mm幅でメスを入れてできるだけつけるように抜歯したい

図❷ 7̄|の抜歯窩に移植。ソケットとの適合は不良であった。0.9mmツイストワイヤーとスーパーボンド®で固定。タバコ1日40本。ヘビースモーカーは移植すべきではないことを経験した

図❷ 術後1年5ヵ月。やはり、大きく開大した歯根間の歯槽骨は再生しなかった。このケースのように歯根が開大していてルートトランクが短く、分割しても各根が長い場合は、必ず分割して2ヵ所に移植するべきである

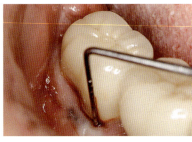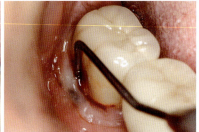

図❷ 頰側近心はプロービングデプス3mm、根分岐部は10mmでBOP+++だったが、術後9年10ヵ月（2001年12月7日）までは抜歯せずにコントロールできた

症例5

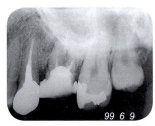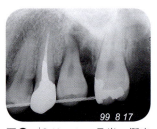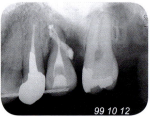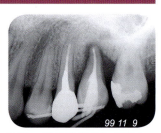

図❷ 26歳、女性。|6̄の保存が困難なため、抜歯後、サイズが小さい非機能歯の|8̄を移植することになった

図❷ |8̄は、1ヵ月半、挺出により歯根膜腔を拡大してから抜歯。|6̄の抜歯窩のサイズからは、|8̄はかなりサイズが小さいため、移植歯遠心の抜歯窩骨壁との距離が大きい。移植後4̄5̄7̄と移植歯をツイストワイヤーとスーパーボンド®で固定

図❷ このケースは術後に根管治療を開始し、根管内を十分に拡大洗浄後、ビタペックスを充填して経過観察した

図❷ 歯槽骨の再生が悪く、骨が歯根周囲に寄ってこない。このケースでは、骨梁の不透過性が亢進していたこと、つまり骨質の状態が不良なため抜歯窩治癒転帰が正常に働かず、そこに抜歯窩よりかなりサイズが小さいドナー歯を移植したため歯根膜による骨誘導が十分働かなかったと考察している。年齢が若くてもこのようなことが起こることを経験した

症例6

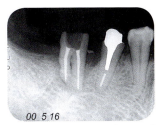
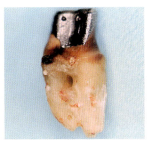
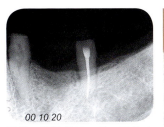
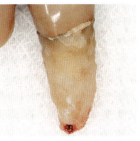

図㉛ 43歳、女性。夜間のブラキシズムと咀嚼力が強いが、セルフコントロールできないため、歯根破折を繰り返している。非機能歯の|7|の頬側根を|6|に移植して2ヵ月（2000年5月16日）。ここまでは順調に治癒に向っているように見える。このケースも骨梁が全顎的にやや白い

図㉜ 術後3年10ヵ月で病的動揺が持続しているため咀嚼に耐えられず、やむなく抜歯した。根面全体に多数のクレーター状の吸収窩が認められる

図㉝ 移植後7ヵ月。同じく|7|の口蓋根を|6|に移植してブリッジのTeCで経過をみて安定したところで補綴した

図㉞ 左下の移植歯も術後4年5ヵ月で動揺が止まらず、やむなく抜歯した。こちらも同様に根面全体に多数のクレーター状の吸収窩が認められる。左右の移植歯とも失敗の原因は、強力な咀嚼力と推測した

症例7

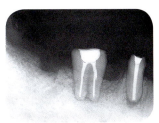
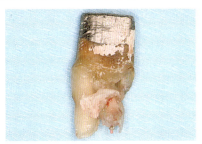

図㉟ 44歳、女性。全顎的に重度歯周炎であり、骨梁像は全顎的に白く不透過性が亢進している。移植後、2ヵ月のX線写真では正常な治癒過程に見える

図㊱ 術後3年3ヵ月。置換性吸収と炎症性吸収により付着の喪失が進行し抜歯した。重度歯周病で治療の反応が鈍い場合は、移植もうまくいかないようだ

腔を十分に拡大したうえで抜歯すべきだと考えている。

6．X線写真で骨梁の不透過性が亢進している部位への移植は置換性吸収を起こす可能性が高い

ソケット形成時の海綿骨の状態は移植歯の予後に影響を及ぼすと考えられる。海綿骨の密度が高すぎたり低すぎたり、また出血が少ないとドナー歯の歯根膜の骨誘導能が十分発揮されないためか、理想的な治癒像にならない。

【参考文献】
1) Andreasen JO, 月星光博（監訳）：カラーアトラス歯牙の再植と移植の治療学．クインテッセンス出版，東京，1993．
2) 下野正基，飯島国好（編）：治癒の病理（臨床編 第3巻）—歯の移植・再植 歯根膜をいかす．医歯薬出版，東京，1995．
3) 新井俊樹：総合治療における自家歯牙移植，再植の生かし方．デンタルダイヤモンド，31（3）：31-54，2006．

歯の移植の失敗症例と考察②

押見 一 *Hajime OSHIMI*
東京都・押見歯科診療室

本項のテーマはなかなか難しい。というのは、まず歯の移植の失敗とはどういうことをいうのかを述べなければならないからだ。逆に成功例とは何か。それは、患者にとっては、違和感なく他の歯と同様に咀嚼できることであろうし、術者にとっては、X線写真所見はともかく、歯肉に炎症がないこと、深い歯周ポケットがないことは当然のこととして、生理的動揺があるということである。

これは、歯の移植とインプラントの両方を行っている方にはよくわかることだと思うが、健康な天然歯は動揺がわずかしかないのだが、移植歯は動揺がないとき、つまり、打診音が高い金属音のときは、一部であってもアンキローシスしているのでドキッとするのだ。さらにインプラントではその逆で、少しでも動揺があればディスインテグレーションで失敗である。このことは、基準が逆なので、頭の切り替えが必要である。

以上のことがクリアできてさらに、置換性吸収していないことの証としてX線写真で連続的歯根膜腔、歯槽硬線が確認できることが望ましい。ただ、いうまでもなくX線写真は二次元の情報なので、置換性吸収の頬舌側の診断は難しい。さらに歯根に円形脱毛のような炎症性吸収像が見られないことである。

症例1（図1、2）

76歳の女性。前医で右上の遊離端義歯を作ったが、うまく使えない。4年半前からリウマチで、服薬と、2ヵ月ごとに点滴を受けている。全体に歯周病が中等度以上に進行しているが、娘の紹介で来室し、モチベーションは十分ある。7、8年前はバレーボール、ゴルフ、卓球などをやっていたが、いまは膝が痛くて階段を降りるときにつらいようだ（図1）。

ブラッシング、スケーリングには歯肉の反応もよかったので、歯周基本治療の途中であったが、初診から3ヵ月後に歯周ポケット最深部が5㎜あった7|を|6部に移植した（ビタペックス®根充）。しかし、術後のドナー歯の周囲の歯肉はいままで見たことのないもので、図2aは1ヵ月後だが、辺縁歯肉は赤く幼弱な感じである。X線写真は図2bが術後2ヵ月、図2cが6ヵ月。リウマチが自己免疫疾患ゆえにこの状態なのか、服用している"メトトレキサート"（免疫抑制剤）の副作用か。十分なプラークコントロールと、自然移動できるように無咬合にして経過を診ていたが、1年後に抜歯した。ドナー歯が歯周病に罹患していて、根面を廓清したとしてもやや深めに移植したのが、この免疫が十分効かない患者には無理だったのかもしれない。

全身状態と服用薬を考慮しなければならないことは、歯の移植でももちろん同じである（図2：5|の遠心の歯石付着を見過ごしている）。

症例1

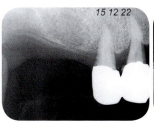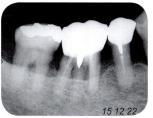

図❶　76歳の女性。7 6|欠損に歯の移植を考えた

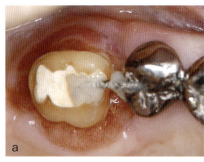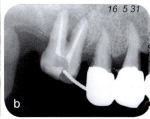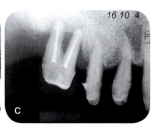

図❷　a：術後1ヵ月。b：2ヵ月。c：6ヵ月

症例2（図3～7）

59歳の男性。登山、スキーが趣味の体格のよい方。右上、左下に遊離端義歯を入れていた。|5は近心に骨透過像があるが深い歯周ポケットはない（図3a～d）。

歯根が長く骨植のよい歯だったので、通常よりもかなり長く、|7は6ヵ月、7|は7ヵ月ジグリング（臨床的動揺度Ⅱ　ペリオテスト値＋20～＋29をチェック）してから移植した。

|6への移植は、骨、歯肉のボリュームが十分あったのでフラップせずにできた。|5の骨透過像はかなり回復している（2年7ヵ月後：図3e～h）。

|6の近心根尖にわずかに骨透過像が見える（図4）。

2年11ヵ月後、骨透過像はほぼ消失し、2本の移植歯は生理的動揺もあり咬合していて患者はまったく違和感なく使っている（図5）。

12年11ヵ月後、ちょうど10年間来室が途絶えていた。|6は移植後14年6ヵ月、6|は13年9ヵ月。両歯ともに歯根膜腔が不明瞭で歯根が細くなっているように見える。まったく動揺度がなくアンキローシスしているのはあきらかである。6|は|5と接触せずオープンコンタクト。遠心根のキャストコア周辺に炎症性吸収による丸い骨透過像が見られる（図6）。

左右の違い。あきらかに左側の偏咀嚼で、小臼歯のレジン前装が剝げ落ちており、咬合面のメタルの咬耗も著しい。|6は咬合していないのが側方からもわかるくらい咬合平面から低位。6|の炎症性吸収を確認すべく歯肉を開いてみたが、頬舌側の根面に凹窩はなかった（図7）。

クラウン、キャストコアを除去して水酸化カルシウムの貼薬が望ましいのだろうが、患者はそれを望まなかった。こんなことになっていても患者は何も不都合なく10年間使っていたようだ。

症例2

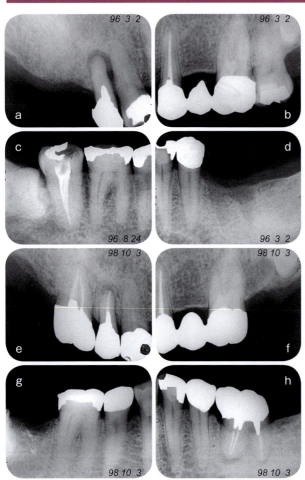
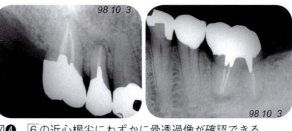
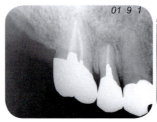
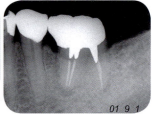
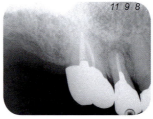
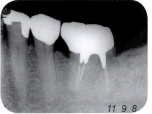

図❹　6｜の近心根尖にわずかに骨透過像が確認できる

図❺　2年11ヵ月後。2歯ともに生理的動揺あり

図❻　12年11ヵ月後。2歯ともに置換性吸収。6｜遠心根のキャストコア周辺に炎症性吸収

図❸　50歳の男性。2歯を移植して2年7ヵ月後

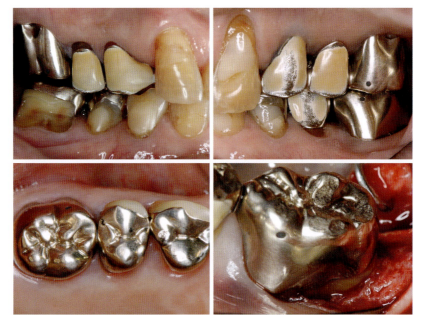

図❼　｜6は無咬合、6｜は炎症性吸収

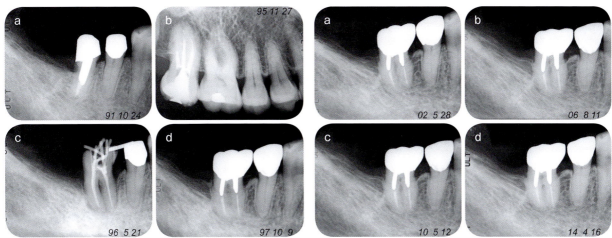

図❽ 52歳の女性。6⏋に⏌7の頬側2根を移植

図❾ 6年2ヵ月で骨癒着し、その後の経過

　今回の来室の動機は、3日前に朝ウォーキングから帰ってきて右下に鈍痛を感じたということだが、来室時には落ちついていた。4年前から前立腺肥大の薬を飲み始め、ドライマウスである。北海道生まれで、京都、名古屋、東京、北海道、そしていまは埼玉と転勤族。性格的にあっさりしていて、まったくこだわりがない方でマイペース。この後また6年近く来室は途絶えている。

　患者の生活背景や性格がこの術後経過を左右していると考えるのは、身勝手だろうか。少し神経質で、誠実な方のほうがよいというのは、長くやっていると感じることである。

症例3（図8、9）

　52歳の女性、主婦。5⏋と6⏋の近心根支台のコーヌスデンチャーを使っていたが、6⏋近心根が破折し、抜歯となった。3ヵ月ほど前に義父が入院し、不眠不休の状態だったらしい。そのストレスからクレンチングしていた自覚があった。肩こりがあり、いびきも家族から指摘されていたらしい。⏌7を移植すべく抜髄根充（ビタペックス）をした。

　図8cは、移植して2ヵ月後に頬側2根をガッタパーチャポイントで根充したところ。6⏋の抜歯窩がまだ完全に閉鎖しておらず、頬側の骨が少々低かったので、歯根膜が十分ある頬側面をもってきた。図8dは、移植1年7ヵ月後、まったく違和感なく使っていて感謝された。もちろん生理的動揺度もある。

　図9aは移植後6年2ヵ月、動揺度がなくなり置換性吸収（アンキローシス）したようだ。5⏋とのコンタクトもわずかにルーズになっている。上顎との咬合接触はオーバージェットが大きく、もともと少なく弱い。積極的な強い咀嚼力により癒着が回避されることも経験しているが、患者はそのアプローチを望まなかった。図9bは10年5ヵ月、さらに5⏋とのコンタクトはオープンに。図9cは14年2ヵ月、図9dは18年1ヵ月。大きな変化はなく、オープンコンタクトがさらに進行しているようだが、インプラントを埋入したのと同じ状態で、患者には何も不都合はないようである。X線写真では遠心根のほうに徐々にアンキローシスが起こっているようである。年齢からしても進行は遅いだろうから患者にもそうお伝えし、このまま経過を診ていくことにした。

症例4

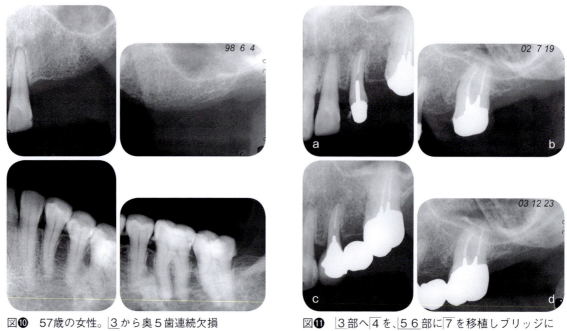

図⓾ 57歳の女性。|3から奥5歯連続欠損

図⓫ |3部へ|4を、|5 6部に|7を移植しブリッジに

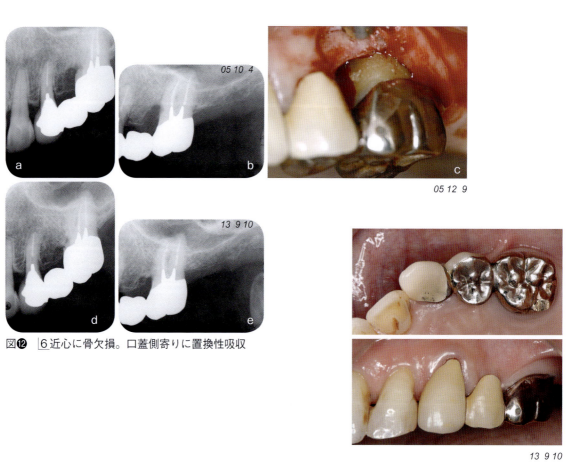

図⓬ |6近心に骨欠損。口蓋側寄りに置換性吸収

図⓭ 歯肉に炎症はなく、患者の違和感もまったくない

症例4（図10〜13）

　57歳の女性。財団職員。当時親しかった出版社の社員からの紹介。のちに物書きになった方。|3 から奥5歯連続欠損。対合歯はすべて残っていて、歯周病も問題ない。以前は③④⑤⑥⑦のブリッジを使っていたが、|3 が歯根破折し、3歯とも抜歯。義歯を作ったが吐き気がする、気持ち悪い、食事がおいしくないなどから、まったく使っていない。語学を扱う仕事で、発音の面でも駄目だった。知的レベルが高い方で、生活習慣の改善が不可欠であることを理解していただいた。歯の移植の可能性についてもイメージをもっていただけるよう症例提示した。

　|3 への移植としてドナー歯は|5 を予定し、術前3ヵ月ジグリングしていたが脱臼しにくく歯根膜も剝離していたので急遽|4 に変更した。したがって、ジグリングはなし。図11a、bは、移植1年11ヵ月後。1年後、|5 6部への移植は、ドナー歯は|7 だが、ジグリングはクレンチングする方なので対合する義歯に当ててそれとなくやった。移植は予定どおりソケットリフトを併用。オステオトームを使ってソケットを深くし、落としていった骨を中に入れて移植した。図11c、dは治療終了時のものだが、|3 が移植後3年4ヵ月、|6 が2年4ヵ月後である。下顎は両側臼歯部が嵌入型パーシャルデンチャーなので、このドナー歯同士を支台にしたブリッジはとても喜んでいただいた。

　図12a、bは|3 が術後5年1ヵ月、|6 が4年2ヵ月。|6 の近心に骨欠損とアンキローシスらしき像が見える。図12cはフラップしてみるときれいな3壁性骨欠損で、白い付着物（歯石？）を除去し、根分岐部をプレーニングして閉じた。

　図12dは13年1ヵ月後、図12eは12年1ヵ月後である。|6 近心の骨吸収像はかなり回復しているように見えるが、全体に歯根膜腔は明瞭さを欠き、左の偏近心撮影になっているX線像ではやはり根が大きく吸収している。つまり口蓋側寄りのアンキローシスである。

　図13は、そのときの口腔内の状態。歯肉のコンディションはよい。ブリッジなのでそれぞれの動揺度はわかりにくいが、|3 は動揺度あり、|6 はなし。患者の違和感はまったくない。4年ほど前に母親を亡くしたが、その後は旺盛な執筆活動を続けて活き活きしており、何冊も大書を謹呈された。大好きなお酒も楽しんでいるようだ。

症例5（図14〜20）

　47歳の女性。初診時、7 6 5|欠損と、|3 4 5欠損をどうするか。2年2ヵ月後、左上は反対側の|4 からの大型のブリッジで、右下は|8 を|7 に移植して⑦6 5④③のブリッジにした（図14）。

　図15上段は術後7年7ヵ月、患者は57歳。大きな問題はなく経過している。

　図15下段はそれから11年9ヵ月、術後19年4ヵ月、患者は69歳。右下のブリッジはインプラント・ブリッジに置き換わっている。対合の|6、|5 も力の問題から危ない。

　図16を見て右下遊離端欠損に反対側の非機能歯|8 を移植する発想はごく自然であろう。

　図17aは初診から2年2ヵ月後の終了時。ドナー歯は先細りの単根なので不要だったかもしれないが、1.5ヵ月ジグリングした。図17bは術後7年7ヵ月。経過良好。

　図18aは術後8年8ヵ月。移植歯近心に垂直性の骨吸収像。外見と内面がかなり差のある方で、いかにも余裕のあるうらやましいような生活を送っているようだが、その実ストレスいっぱい。図18bはそれから2年7ヵ月、術後11年3ヵ月。1年3ヵ月前にフラップオペレーションし、骨はかなり回復したように見えるが、プロービングデプス4.5mm、点状出血。

　図19は、それから4年1ヵ月、術後15年4ヵ月。これが何を意味しているのか。プラークコント

症例5

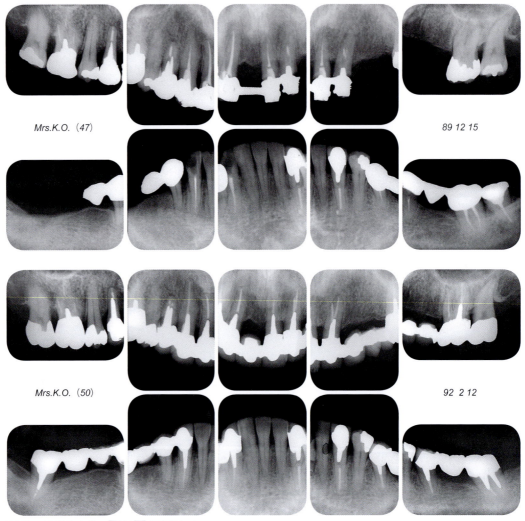

図⓮ 47歳の女性。7|に|8を移植した

ロールの問題だけでないことは、臨床をやっていれば金属咬合面の著しいファセットからもわかるであろう。そう「力」の問題である。対応は咬合調整ではない。加わる力の絶対量のコントロールである。この患者とはそのことについてどのくらい話し合ったかしれないが、他人の話を最後まで聞かない。とにかく自分のことを話す。私の経験では、精神的ストレスの多い方にあるタイプである。2人の姉のがん発覚、趣味のカリグラフィー（文字を美しく見せるための手法）、息子の結婚など、気になることがたくさんあったようだ。

図20は、それから4年、術後19年4ヵ月。7|6 5|④③のブリッジはなくなり、3本のインプラント支台のブリッジに置き換わった。この後、対合歯|6は抜歯になった。影響が出ないわけはない。ここまでの経過を追ってみてわかることは、

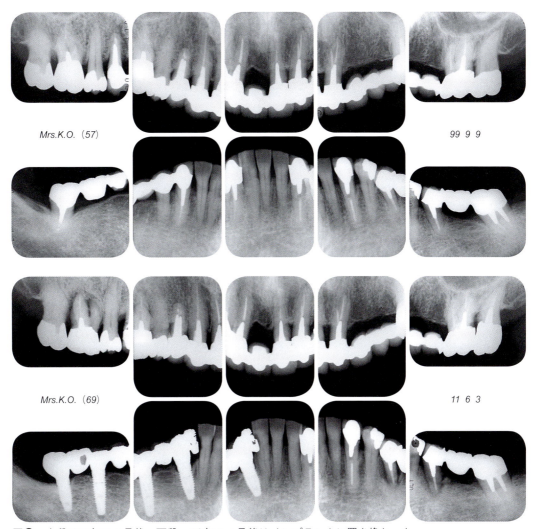

図⑮ 上段は7年7ヵ月後。下段、19年4ヵ月後はインプラントに置き換わった

たとえ移植が成功しても、長期にわたってその移植歯が存続できるか否かの鍵を握っているのは、他の処置と同様に、診断、手技というよりも患者の生活背景や性格ではないかということである。この患者の場合は、自尊心が強すぎることがそれと関係しているのではないかと考えられたが、他人が入れる領域ではない。

● ● ●

5症例で歯の移植の失敗について述べてきたが、症例1、5以外はまだ口腔内に移植歯は生存している（3人とも初診時50代）。それを失敗症例というのかどうか。病理学的には置換性吸収や炎症性吸収があれば失敗なのかもしれないが、臨床的には患者に違和感も不都合もないなら、他の歯内、歯周治療などと同様に、ある幅をもたせた成功という考え方のほうが現実的である。

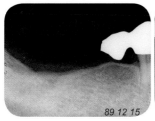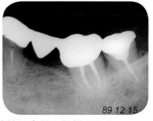

図⓰ 遊離端欠損に、智歯の移植は自然な発想だろう

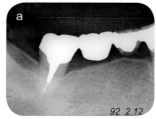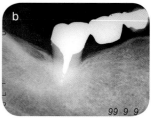

図⓱ aは終了時。bは7年7ヵ月後で経過良好

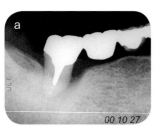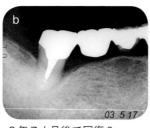

図⓲ 8年8ヵ月で骨吸収像。2年7ヵ月後で回復？

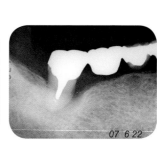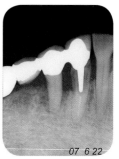

図⓳ 15年4ヵ月後、「力」の問題がこれを起こしている

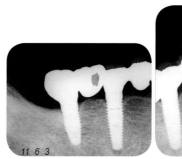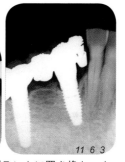

図⓴ 19年4ヵ月後。インプラントに置き換わった

　症例1は76歳の最年長で、リウマチであったし、症例5は47歳で最も若かったが、手強いブラキシズムが相手であった。後者の移植は8年近くまったく問題なく経過していた。29年前の当時は初診時の欠損状態が何を意味していたかを深く考えていなかった。

　ロングスパンの遊離端欠損は、間違いなく力の問題をはらんでいる。単にその欠損顎堤の骨のボリュームがあるとか、ドナー歯の条件がよいとかで移植に踏み切るというのでは、長くよい経過を得られにくいのは他の症例でも経験している。厳しい欠損歯列での適用はその症例独特の条件があるので、統計処理をして何かを導きだせるとは思わない。歯科臨床においても「病気を診るのではなく病人を診る」のが大事なのは一般医科と同じである。

付 録

これらの付録資料は、塚原デンタルクリニックで
実際に使用しているものです。
資料を一から作成するのは手間がかかりますので、
はじめはこの付録をコピーして
貴院の名前をお書きになって
使用されることをお勧めします。
Good Luck!!

【歯の移植手術を受けられる患者さんへ】

手術前後の処置について

『歯の移植』は、歯のない部分の歯槽骨に、別の部位から歯をもってきて埋め込む手術です。移植歯が長期間、しっかりその場所で機能していけるように、手術前後に必要な処置があります。

① **ジグリング**

歯の移植に重要なことは、ドナー歯（移植に使用する歯）をいかに大切に抜くことができるかにあります。歯は歯槽骨に埋まっていますが、歯根の周りには、歯根膜という薄い膜があります。この歯根膜が新しい場所で再生すること、つまり、抜歯や手術時に歯根膜を損傷しないようにすることが移植の成功のポイントになります。

歯にゆっくり刺激を与えて歯を揺らし、歯根膜を厚く、そして抜歯しやすくする処置が必要です。

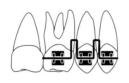 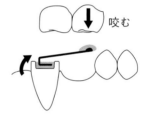

② **歯の神経の処置**

移植歯（ドナー歯）は、(1)生活歯の場合と(2)失活歯の場合があります

(1)生活歯（生きている歯）の場合、抜歯によって歯髄（歯の神経）は切断されます。一度切断された神経は移植をしても戻ることなく、いずれ壊死していきます。ドナー歯の根の治療が可能な場合は術前にしておきます。親知らずのように術前に根の治療が不可能な場合は、移植後3週目くらいの時期に根の治療が必要です（ただし、根未完成歯は除く）。歯の神経の処置をせずに放置すると、壊死した神経により炎症を起こし、膿みが出たり、炎症性吸収といって、移植歯の根が吸収することがあります。歯の神経を取ったら、根管をきれいにし、空洞を緊密に詰めます（根管充填）。

(2)失活歯（すでに歯の神経がない）の場合、術前に根の治療の状態を確認し、不十分な場合は、根の治療をきちんとやりなおす必要があります。

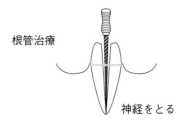 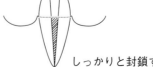

③ 歯の固定

　移植した歯は歯槽骨の中で、まだ安定していませんので、しばらくの間、動かないようにワイヤーや樹脂などで、隣の歯と固定し安静に保ちます。（約4週間～8週間）
＊骨折の治療に使用する副木やギプスと同じです。

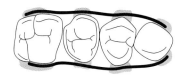 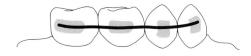

④ つめもの・被せもの

　移植歯が生着したら、最終的なつめものをしたり、冠を被せたりします。

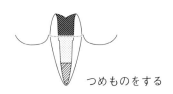 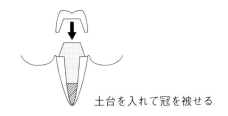

⑤ 定期検診

　最終的な被せものが終わったら、メインテナンスに入ります。
　移植歯はご自身の歯ですので、基本的には他の歯と同様に口腔内清掃をしてください。
　移植歯や歯周組織の変化を確認するために、メインテナンス時にレントゲン検査を行うことがあります。
　咬み合わせの調整や歯ぎしりのチェックも必要ですので、必ずメインテナンスにいらしてください。

【歯の移植手術を受けられる患者さんへ】

術前の注意事項

① **術後は2～3日をピークに、1週間程度、腫れや痛みがでます。**
　多少の違和感はそれ以上続くことがあります。
　場合によっては、手術周囲の皮膚に紫色の皮下出血斑が出ることがありますが、時間とともに薄くなり、1～2週間程度で消失します。

② **移植歯は安静を保つため、両隣の歯と固定します。**
　食事に気をつけて、硬い食べ物などは控えてください。

③ **上顎の奥歯の場合**
　上顎には、上顎洞（副鼻腔）という骨の空洞があり、上顎の奥歯の歯根と近接しています。抜歯して長期間経過している場合などは、歯槽骨が吸収して薄くなっているため、上顎洞との間に十分な骨量がないことがあります。
　その場合、移植する部位の天井を持ち上げて（ソケットリフト）、歯を移植します。
　術後、鼻血が出ることがありますが、通常2～3日で止まります。

④ **下顎の奥歯の場合**
　下顎の骨の中には、下唇、歯肉、オトガイの知覚を司る神経があります。
　手術や術後の腫れなどによって、一時的に感覚異常や知覚鈍麻が生じることがあります。
　症状は通常短期間で消失しますが、まれに長引くことがあります。

手術当日は……
　体調を整えておきましょう。体調の悪いときやご都合の悪くなったときなどは、早めにご連絡ください。
　食事は普通にとり（食べ過ぎには気をつけてください）、歯を磨いてからお越しください。
　体を締めつけない楽な服装でお越しください。

【歯の移植手術を受けられた患者さんへ】

術後の注意事項

手術後の症状について

① 痛み

術後、手術部位に痛みが生じることがあります。縫合した糸が唇や粘膜に当たり、チクチクしたり口内炎ができたりすることがあります。

通常、常用のお薬を服用していただければ、痛みは消失しますが、それでも痛い場合はご連絡ください。

② 出血

翌日まで唾液に混ざって薄い血が出ることがありますが、多少血がにじむのは異常ではありません。

出血を気にして何度もうがいをしますと、かえって止血しにくくなったり、せっかく固まった血液（かさぶた）が取れてしまうことがありますので、しばらく強いうがいはしないようにしましょう。

痛みや運動、入浴、飲酒などで血圧が上がると、出血しやすくなります。出血が気になるようでしたら、30分程度、体を安静にしてください。

それでも出血が続くようでしたら、ご連絡ください。

③ 腫れ、あざ

術後2〜3日をピークに手術部周囲に腫れが生じ、顔面の皮膚にはあざが出ることがあります。どちらも、1週間程度で徐々に軽減、消失していきます。

腫れがあっても、氷や冷たいお水などで冷やさないようにしてください。

手術後の正常な治癒のために

① 手術部の安静

手術した部分を指や舌で触れないようにしましょう。麻酔が切れてきたら食事をしていただいて結構ですが、初めは軟らかいものにし、手術していない側で噛むようにしてください。刺激の強いものは控えてください。

しばらく、移植した所で噛むのを避けてください。
術後、2週間は手術した部分の周囲に歯ブラシを当てないでください。万が一固定がはずれたら、早急に連絡してください。

② 全身の安静と栄養

出血や腫れ、痛みの原因となりますので、血圧上昇の原因となるようなこと（飲酒、運動、長時間の入浴）は控えてください。

治癒の遅れの原因になるため、喫煙はしないでください。

歯も骨も粘膜も、その再生にはタンパク質が大切です。しっかり栄養をとりましょう。

【移植手術前のチェックリスト】

ドナー歯

- ☐ CBCT検査を行い、ドナー歯の選択を検討しましたか？
- ☐ 抜歯は可能ですか？
- ☐ ジグリングはしましたか？
- ☐ 根管治療は術前ですか？　→　術前の根管充塡はいつしますか？
- ☐ 根管充塡は術後ですか？
  - ○　術後3週で根管治療をします

移植床

- ☐ CBCT検査を行い、移植床の形態の確認はしましたか？
- ☐ ドナー歯と移植床のマッチングはしてますか？

手術器材の準備

- ☐ 手術キット
  - ダイヤモンド付抜歯鉗子・エレベーター
  - ペリオプローブ・摂子鉤付・摂子鉤無
  - 替刃メスホルダー・骨膜剥離子・5倍速コントラ・歯肉バサミ
  - 持針器・ランゲンベック扁平鉤・ドナー歯保存用シャーレー
- ☐ 骨バー
- ☐ PRGF-Endoret® の同意書はもらいましたか？
  - もしくは保存液の準備はしましたか？

患者さんの状態

- ☐ 患者さんの全身状態のチェックをしましたか？
- ☐ 担当医への対診が必要ですか？
- ☐ 常用薬の服薬状況は確認しましたか？
- ☐ 患者さんへの術前説明と術後説明は行いましたか？

good job! 👍

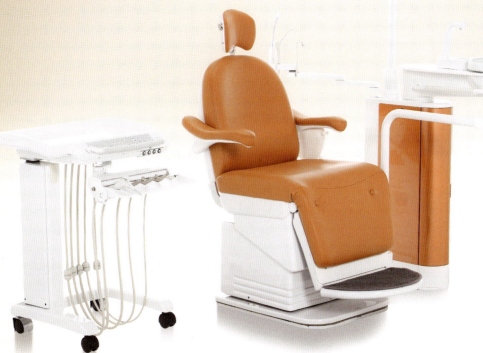

osada OPAL comfort
オサダオパルコンフォート

OSADA ELECTRIC CO.,LTD.

全ての人に優しい「ケアフリーユニット」
オサダのオパルコンフォート

カラーバリエーションも多数揃えております。レザー色と本体色は異なる同系色になります。
※上段レザー色／下段本体色
左から、アーバングレー／パステルシルバー、
スモーキーオレンジ／マリーゴールドオレンジ、
ノーブルピンク／オーロラピンク、
モデストグリーン／エメラルドグリーン、
スタイリッシュブルー／アトランティックブルー

認証番号：226AHBZX00022000

税抜価格：¥4,572,000〜

乗り降りへのおもいやり
チェア回転
側面、後方からでも乗り降りができる様に180°回転します。

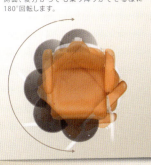

安心感へのおもいやり
サポートアーム
安心して乗り降りができます。

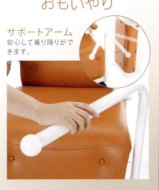

座り心地へのおもいやり
後チルト
円背の患者さんも無理のない姿勢で治療が受けられます。

うがいのしやすさへのおもいやり
鉢自動回転
うがいをする際はチェアと連動して鉢が自動で出て来るので、楽な姿勢でうがいができます。

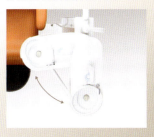

製造販売元
長田電機工業株式会社 http://osada-group.jp/
〒141-8517　東京都品川区西五反田5-17-5
TEL：03（3492）7651　FAX：03（3492）7506

※詳しい資料ご希望の方は、商品名、掲載誌名を明記の上、本社お客様センター宛にご請求ください。
※この広告掲載商品は改良の為、予告なしに仕様を変更することがありますのでご了承ください。

製造販売元／長田電機工業株式会社

Dentronics

優しい麻酔注射カルテット

安全性が高く疲れにくいので、ドクターに優しい。
痛みが少ないので、患者さんに優しい。
4人でがんばる、カルテット。

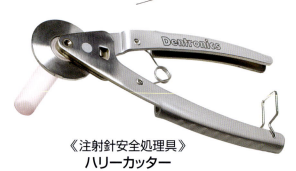

《歯科麻酔用電動注射器》
カートリーエース・プロ

押圧の変動や手振れが少ないので、
注入時の痛みが減少します。
手圧では困難な33G/31G注射針が、
無理なく使えます。
バック機能により、伝麻にも対応します。
1.8mlと1mlカートリッジが使えます。

● 歯科麻酔用電動注射筒
● 管理医療機器/特定保守管理医療機器
● 医療機器承認番号21600BZZ00280000
標準価格 75,000円(税別)

《注射針安全処理具》
ハリーカッター

使用した注射針をその場でカットして、安全に収納します。
年間1万件を超えるともいわれる誤穿刺事故を防ぎます。
標準価格 8,500円(税別)
別売品カートリッジ 1,500円(栓付き5個、税別)

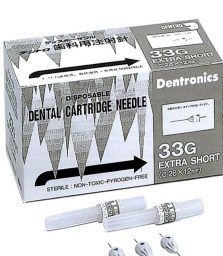

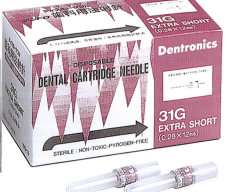

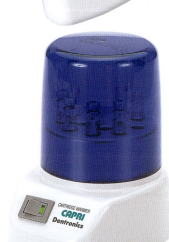

《ディスポーザブル歯科用注射針》
33G/31G EXTRA SHORT

麻酔カートリッジ用。30Gにほぼ匹敵する内径による、快適な注射スピード。
画期的に細い外径(φ0.26/φ0.28)が、患者さんの痛みを大幅に軽減します。
剛性十分な12mmエクストラショートタイプで、カートリーエース・プロに最適です。

● 歯科用注射針 ● 管理医療機器 ● 医療機器認証番号16000BZZ00641000
33G/31G標準価格 3,000円/2,500円(100本入り、税別)

《カートリッジウォーマー》
カプリ

麻酔液カートリッジを、痛みの少ない温度とされる37℃に温めて保温します。
カートリーエース・プロの真価を、最大限に引き出してくれます。
標準価格 55,000円(税別)

発売元 **株式会社デントロニクス**
〒169-0075 東京都新宿区高田馬場1-30-15 TEL(03)3209-7121 FAX(03)3232-6764

カートリーエース・プロ製造販売元 城田電気炉材株式会社(製造販売業13B2X00051)〒165-0033東京都中野区若宮2-55-3 TEL(03)3330-6370
33G/31G注射針製造販売元 ミサワ医科工業株式会社(製造販売業08B2X10007)〒309-1717 茨城県笠間市旭町351 TEL(0296)77-8804

www.dentronics.co.jp

NEW

win Smile IV
歯科医療管理システム　ウィン・スマイル

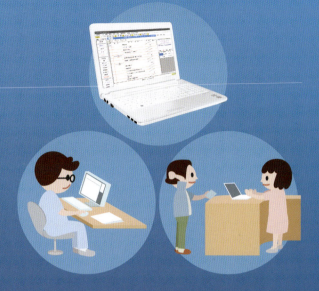

レセプト請求への信頼性はもちろんアフターフォローを
重視する先生方に支持されているシステムです。
「コールセンターにいつも待たされる」
「土曜日も電話がつながるといいんだけど」
「修理が遅い・・・」リードなら全て解決します！

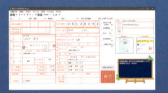　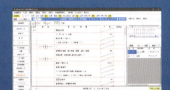　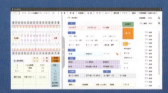　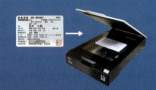

患者登録　　　　　診察入力　　　　　プランスタイル画面　　　保険証リーダー

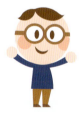 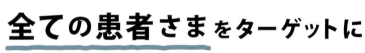 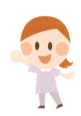

TRINION
全ての患者さまをターゲットに

待合室のモニターで、思わず目にとめて見てしまう動画とテロップが
受け身がちな患者さまにも伝えたい情報を確実に届けます。

簡単な毎月更新　　**親しみやすい動画**　　**豊富なコンテンツ**

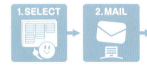 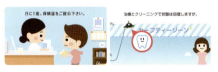

ID登録すると
ご覧いただけます

詳しくはコチラ
トリニオンWEBサイト

www.trinion.jp

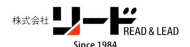

〒111-0051 東京都台東区蔵前 4-16-6 ストーク蔵前 M&K 4F
TEL：03-3863-5610(代表)　FAX：03-3863-5682　URL：http://www.readlead.co.jp/

DENTAL DIAMOND 増刊号

失敗しない
オールセラミック
修復のために

これからのチェアサイド CAD/CAM 診療ガイド

[編集委員]
草間幸夫(東京都・西新宿歯科クリニック)・武末秀剛(東京都・西池袋TKデンタルクリニック)
佐々木英隆(東京都・エスデンタルオフィス)

**デジタルデンティストリーの
"いま"と"これから"がわかる！**

近年、口腔内スキャナーやチェアサイドCAD/CAMシステムは長足の進歩を遂げ、急速に普及しているが、変化の早さに戸惑うドクターも少なくない。そこで、デジタルデンティストリーに関する本物の知識と、豊富な経験をもつ執筆者が集結。本書は、「歯科のデジタル化に興味がある」「時代に置いていかれないか不安だ」「どこから手をつければよいのか……」といったドクターの声に応えた、"真のデジタルデンティストリーの世界"に導く一冊である。

**A4判変型・180頁・オールカラー
本体5,400円＋税**

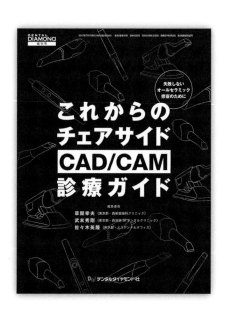

CONTENTS

第1章 知っておきたいチェアサイドCAD/CAMの基礎
- 歯科用チェアサイドCAD/CAM (Intra Oral Scanner)の現状
- 口腔内スキャナーの概要・種類
- 加工機の概要・種類
- CAD/CAMシステム導入にあたって
- マテリアル

第2章 実践に必要な知識と技術
- オールセラミックの検査・診断
- オールセラミックの形成前処置
- CAD/CAMオールセラミックの形成
- 口腔内スキャナーの撮影法
- オールセラミックのシェードテイキング 他

第3章 チェアサイドCAD/CAMの基本4症例
- インレー
- 臼歯部修復
- 前歯部クラウン
- 前歯部ベニヤ

第4章 ワンランク上を目指すために
- チェアサイドステインテクニック
- テンポラリークラウン用アクリルブロックの使い方
- 臼歯部ブリッジ
- 前歯部ブリッジ
- インプラントサージカルガイド＆アバットメントの設計
- 今後のCAD/CAM診療におけるトレンド

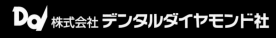 〒113-0033　東京都文京区本郷3丁目2番15号
TEL 03-6801-5810(代) / FAX 03-6801-5009
URL : http://www.dental-diamond.co.jp/

治療のリスクと選択肢

リスクを回避した治療を選択する "Multidisciplinary Approach"

【著者】**渡辺隆史**(福島県・小滝歯科医院)

「その治療はリカバリーできるのか?」
予後のリスクを想定し、
リカバリーできる治療方法を選択するための書

安全・安心・確実な治療をおこなうために、「正しい診断」、「患者利益を追求した治療」「低浸襲治療」「矯正を取り入れたマルチディシプリナリーアプローチ」「矯正医とのインターディシプリナリーアプローチ」をキーワードに、「予後のリスクを回避するための治療方法の選択肢」をディシジョンツリーに示し、わかりやすく紹介する。

A4判変型・224頁・オールカラー　本体13,000円+税

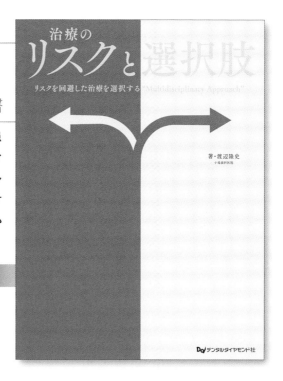

CONTENTS

【Ⅰ章】 一口腔単位の治療とマルチディシプリナリーアプローチ
◆患者利益と医療の質　◆一口腔単位の治療とマルチディシプリナリーアプローチとは
◆歯科治療の三大要素(炎症のコントロール・力のコントロール・審美性)　◆補綴的介入のリスク　◆歯列不正がもたらすリスク　他

【Ⅱ章】 リスク回避のための治療の選択肢
Stage1:「下顎第一大臼歯 う蝕」から「下顎第一大臼歯 抜歯」に至るまでの治療のリスクと選択肢
Stage2:「下顎第一大臼歯 抜歯」から「下顎第二大臼歯 近心傾斜 & 対合歯挺出」、「小臼歯 近心傾斜 & 遊離端欠損」に至るまでの治療のリスクと選択肢
Stage3:「小臼歯近心傾斜 & 遊離端欠損」から「低位咬合 & 下顎前歯挺出 & 上顎前歯フレアーアウト」に至るまでの治療のリスクと選択肢
Stage4:「上顎無歯顎 & 下顎遊離端欠損」から「上顎前歯部骨吸収・フラビーガム & 下顎臼歯骨吸収」に至るまでの治療のリスクと選択肢

【Ⅲ章】 小滝歯科医院の取り組み
◆診療の流れ(診査・診断・治療計画)　◆マルチディシプリナリーアプローチのためのシステム作り　他

ESSENCE　◆「接着性ブリッジ」形成手順　◆Upright spring ベンディング手順　◆Basic utility arch ベンディング手順
◆オープントレー法による超精密印象手順　◆金属床義歯の作製手順　◆アルタードキャストテクニックの手順　他

株式会社 デンタルダイヤモンド社
〒113-0033　東京都文京区本郷3丁目2番15号
TEL 03-6801-5810(代) / FAX 03-6801-5009
URL : http://www.dental-diamond.co.jp/

歯周病と全身疾患
最新エビデンスに基づくコンセンサス

【監修】特定非営利活動法人 日本臨床歯周病学会
【編集・執筆】二階堂雅彦（東京都・二階堂歯科医院）・築山鉄平（福岡県・つきやま歯科医院）

EFP/AAPコンセンサスを踏襲したJACPとしての見解を網羅!!

近年、歯周病と全身疾患の関連性がクローズアップされ、歯科界の内外で大きな注目を集めてきた。いま、超高齢社会で蔓延する疾患のほとんどが加齢に伴う慢性疾患（chronic disease of aging）であり、その慢性疾患の原動力となるのが「炎症」である。歯周病は感染症だけではなく、外的ストレスに対する生体の炎症反応の結果であり、「炎症」という視点に立てば、歯周病も立派な全身疾患の1つである。本書では、歯周病と全身疾患との関連メカニズムやエビデンス、診療ガイドラインなど、現時点での最新情報を網羅している。

A4判・140頁・オールカラー　本体7,500円＋税

CONTENTS

第1章 歯周病の病因論 ……… 築山鉄平

第2章 歯周病と全身疾患の関連メカニズム

❶ 歯周病と糖尿病
　　冨岡英二　菅野文雄　築山鉄平　福田幹久

❷ 歯周病と心血管疾患・アテローム性動脈硬化
　　林 千絵　築山鉄平　福田幹久

❸ 歯周病と周産期合併症
　　吉野宏幸　山下素史　岩本敏昌　三條直哉

❹ 歯周病と肥満・メタボリックシンドローム
　　　　　　　　　　　　　　　　大月基弘

❺ 歯周病と関節リウマチ……… 辻 翔太

❻ 歯周病と肺炎・慢性閉塞性肺疾患（COPD）
　　　　　　　　　　　　　　　　辻 光弘

❼ 歯周病とその他の疾患① 慢性腎臓病 …… 辻 翔太

❽ 歯周病とその他の疾患② 認知症 …… 谷口崇拓

❾ 歯周病とその他の疾患③ がん …… 谷口崇拓

 株式会社 デンタルダイヤモンド社

〒113-0033　東京都文京区本郷3丁目2番15号
TEL 03-6801-5810(代) / FAX 03-6801-5009
URL：http://www.dental-diamond.co.jp/

歯周病悪化の原因はこれだ
リスクファクターを知れば難症例も怖くない

【編・著】**稲垣幸司**（愛知学院大学短期大学部）・**南崎信樹**（山口県・南崎歯科医院）

もはや歯科だけの問題ではない！ リスクを一つ一つ紐解けば解決策がみえてくる

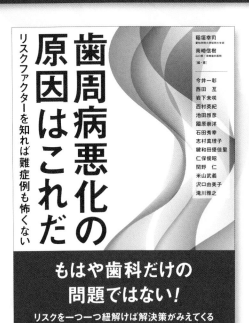

国民の罹患率が8割を超えるという歯周病。この深刻な事態に、罹患率低下に向けたさらなる努力が求められている。しかし、歯周病が思ったように改善せず、頭を悩ませている歯科医療従事者は多い。本書では、歯周病のリスクファクター（喫煙、糖尿病、咬合性外傷、口呼吸、加齢など）に焦点をあて、適切なアプローチ法の提示により、歯周病予防と効果的な治療の成果に繋がることを目指した。医科と歯科の垣根を越えた豪華執筆陣によるリスクファクター解説は、歯科医療従事者必読だ。

【A4判・156頁・オールカラー　本体7,600円＋税】

CONTENTS

第1章 生物学的な要因はこれだ
- ◆喫煙と歯周病 ニコチン依存症の真実 …稲垣幸司
- ◆口呼吸と歯周病 …………………………今井一彰
- ◆糖尿病患者の歯周治療時に歯科医師が留意すべきポイント ………………西田　亙
- ◆歯周病と糖尿病の相関にみる歯周治療の考え方 …………岩下未咲　西村英紀
- ◆慢性歯周炎に咬合性外傷はどのように関与するのか ……………池田雅彦
- ◆歯周病のリスクファクターを考慮した歯冠修復 ………………………國原崇洋　他

第2章 術者・患者側の要因はこれだ
- ◆患者の理解と医院側の説明力 ………南崎信樹
- ◆プラークコントロールが困難な症例への対応 …………鍵和田優佳里
- ◆家族や周囲の環境 ……………………仁保俊昭　他

第3章 知っておきたい関連因子はこれだ
- ◆口腔からの誤嚥性肺炎予防 …………米山武義
- ◆妊婦の歯周治療を難しくさせる要因と対応のポイント ……………………滝川雅之

株式会社デンタルダイヤモンド社
〒113-0033　東京都文京区本郷3丁目2番15号
TEL 03-6801-5810(代) / FAX 03-6801-5009
URL : http://www.dental-diamond.co.jp/

● 編集委員略歴

塚原宏泰（つかはら ひろやす）

1989年	日本大学松戸歯学部卒業
1989〜1998年	東京医科歯科大学第2口腔外科勤務
1998年	塚原デンタルクリニック開院
2004〜2015年	東京医科歯科大学顎口腔外科客員教授
2012年〜	日本大学松戸歯学部顎顔面外科兼任講師
	神奈川歯科大学補綴科非常勤講師

日本口腔外科学会専門医・指導医
日本顎関節学会専門医・指導医
日本顎顔面インプラント学会指導医

新井俊樹（あらい としき）

1984年	昭和大学歯学部卒業
1984〜86年	昭和大学歯学部第2口腔外科研究生
1984〜87年	医療法人社団 弘進会 宮田歯科勤務
1987年	新井歯科医院開院

DENTAL DIAMOND 増刊号

やってる？　歯の移植・再植
成功への近道

発　行　日──2017年10月1日　通巻第624号
編集委員──塚原宏泰｜新井俊樹
発　行　人──濱野 優
発　行　所──株式会社デンタルダイヤモンド社
　　　　　　〒113-0033
　　　　　　東京都文京区本郷3-2-15 新興ビル
　　　　　　TEL　03-6801-5810（代）
　　　　　　https://www.dental-diamond.co.jp/
　　　　　　振替口座　00160-3-10768
印　刷　所──株式会社エス・ケイ・ジェイ

・ 本書の複製権・翻訳権・上映権・譲渡権・公衆送信権（送信可能化権を含む）は㈱デンタルダイヤモンド社が保有します。
・ <JCOPY ㈳出版者著作権管理機構 委託出版物>
　本書の無断複写は著作権法上での例外を除き禁じられています。複写される場合は、そのつど事前に、㈳出版者著作権管理機構（電話 03-3513-6969、FAX 03-3513-6979、e-mail : info@jcopy.or.jp）の許諾を得てください。